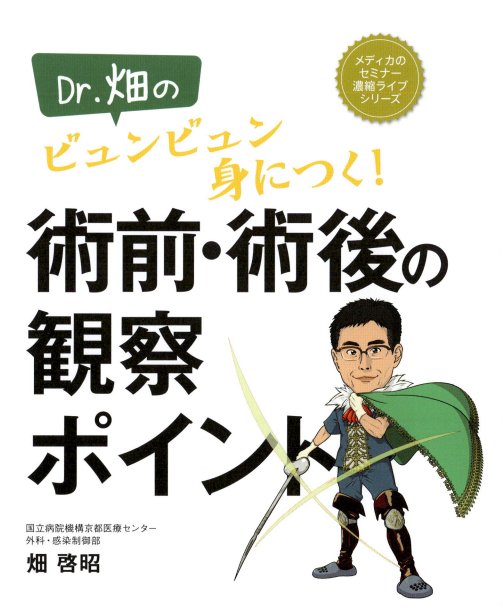

Dr.畑の
ビュンビュン身につく！
術前・術後の観察ポイント

メディカのセミナー濃縮ライブシリーズ

国立病院機構京都医療センター
外科・感染制御部
畑 啓昭

MCメディカ出版

講義を始める前に

　毎年、「見落としがちな術前・術後のポイント」というタイトルでセミナーをさせてもらっています。
　そこでは、
　　　　　手術をする外科医だけではなく、
　　　　　術前～術後にかけて患者さんを看る看護師の力も合わさって、
　　　　　初めてベストな経過を生むことができる
ということが伝わればいいなぁと思いながら話をしています。

○「術前に気づいて対策をしておけば良かった…」という反省がないように、万全の準備をする力
○術後、細かなことまで気を配って予防に努める力
○「何か変だなぁと思っていたら…やっぱり」となる前に、異常を察知できる力

　基本的なことですが、これらの力をしっかり身につけて地道に看続けることで、必ず少なくない患者さんが救われるはずだと思うのです。

　この紙上講義が、少しでも皆さんのお役に立てれば嬉しく思います。

2019 年 1 月
国立病院機構京都医療センター 外科・感染制御部
畑　啓昭

Contents
目次

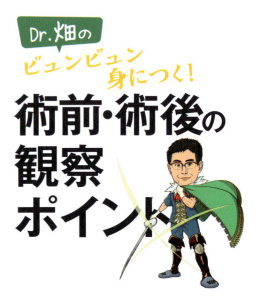

講義を始める前に ……………………………………… iii

1時間目 手術患者のリスクを洗い出そう
〜生活習慣リスク編〜 ……………………… 1

患者さんがやって来た！ あなたは何をみますか？ ／ 喫煙のリスクと介入 ／
飲酒のリスクと介入 ／ 肥満のリスクと介入 ／ ［まとめ］生活習慣リスク

2時間目 手術患者のリスクを洗い出そう
〜併存疾患リスク・前編〜 ………………… 17

手術リスク〜注意しておいたほうがいい併存疾患〜 ／ 心臓のリスクと介
入・その1：心機能 ／ 心臓のリスクと介入・その2：血圧 ／ 心臓のリスクと
介入・その3：血液サラサラ薬 ／ ［復習］血液サラサラ薬 ／ ［NEWS］ヘ
パリン置換は減っていく!? ／ 肺のリスクと介入

3時間目 手術患者のリスクを洗い出そう 〜併存疾患リスク・後編〜 57

脳のリスクと介入 ／ 腎臓のリスクと介入 ／ 肝臓のリスクと介入 ／ 糖尿病のリスクと介入 ／ 内分泌のリスクと介入 ／ その他のリスクと介入 ／ ［まとめ］術前リスクについてのおさらい

4時間目 術後のバイタルサイン・検査異常にどう対処する？ 89

手術の様子を知っておこう・その1：胃の手術 ／ おなかの切り方〜開腹手術と腹腔鏡手術〜 ／ 手術の様子を知っておこう・その2：食道の手術 ／ 術後の正常なバイタルをマスターしよう ／ ［まとめ］正常なバイタル ／ 異常なバイタルを見つけよう ／ 異常の原因は何か？ ／ 異常の原因を探ろう！ ／ ［クローズアップ］解熱〜体温は下げる？ 下げない？〜 ／ ［NEWS］感染症における解熱の予後 ／ 検査結果の異常を読み解く

5時間目 術後の疼痛をマスターする！ 137

痛みを測る ／ 疼痛コントロールの種類 ／ 硬膜外麻酔（エピ）／ IV＋PCA ／ 間欠投与 ／ 疼痛コントロール方法の選択

6時間目 術後の感染を防げ！ 149

知っておきたい！ 感染予防の理論 ／ 抗菌薬をマスターする！ ／ ［まとめ］抗菌薬の使い方 ／ 耐性菌をマスターする！ ／ ［まとめ］代表的な耐性菌と消毒方法 ／ 消毒薬をマスターする！ ／ ［まとめ］消毒薬の使い方 ／ 病棟での創の管理はどうするの？

7時間目 ドレーンとチューブの管理をマスターする！ 187

おさえておきたい！ ドレーンの基礎 ／ ドレーン排液から読み取る！ 異常と緊急性 ／ 術式別にドレーンを理解しよう！ ／ NGチューブ挿入の注意点 ／ フィーディングチューブの挿入と管理 ／ イレウスチューブの挿入と管理 ／ CVポートをマスターする！

8時間目　今どきの画像の見方 ……………………………………… **227**

胸の画像をマスターしよう！　パッと見る3つのポイント　／　胸の画像で胃の影を見つけよう！　／　［まとめ］胸の画像4つの注目ポイント　／　［ケーススタディ①］心臓の大きさ　／　［ケーススタディ②］境界線　／　［ケーススタディ③］黒が白になってる！？　／　［ケーススタディ④］黒が白になってる！？　／　［ケーススタディ⑤］胃の影　／　［ケーススタディ⑥］境界線＆胃の影　／　おなかの画像をマスターしよう！　〜「何もない」はおなかが正常なサイン〜　／　おなかの異常：大腸・小腸　／　おなかの異常：腸閉塞　／　［ケーススタディ⑦］腸の張りを見つける　／　［ケーススタディ⑧］異常はいくつある？

引用・参考文献 ……………………………………………………… 250
索　引 ………………………………………………………………… 253

講義を終えて ………………………………………… **256**

著者紹介 ……………………………………………………………… 257

1時間目

手術患者のリスクを洗い出そう
～生活習慣リスク編～

①患者さんがやって来た！あなたは何をみますか？

○ リスクに気がつく力をつけよう

　では早速ですけれども、始めていきましょう。1～3時間目のテーマは「手術患者のリスクを洗い出そう」です。

　ここで皆さんに身につけてもらいたい力は、リスクのある患者さんなのか、そうではない患者さんなのかという違いに気づく力です。これは最初に外来で診たときにもそうですし、入院患者さんが病棟に入ってきたときも同じです。「この患者さんはすごく元気だから、まずは特別な気遣いをしなくてもいいな」と考えるか、「この方はいろいろリスクを持っているので、気配りが必要な患者さんだな」というふうに考えるか。このあたりに気づく力をつけてもらいたいです。

○ 具体的な患者さんを想定しながら考えていきましょう

　想定するのは、手術のために入院してくる胃癌の患者さん。あなたはこの患者さんの担当になりました。看護師としてのあなたの目標、あるいは病棟や病院としての目標は、この患者さんにベストな経過で退院してもらうことですね。がんの進行具合とかそのあたりは、医療チームの力ではどうしようもないことでもあります。だから看護師さんには、できることとして、手術をした後の合併症を可能な限り減らせるように、考えうる限りの手を全部行っておいてもらいたい。それを順番に考えていきたいと思います（図1-1）。

図1-1. 胃癌患者さんの看護目標

ベストな経過で退院

実際に担当したときにどんなことに注意をすればよいか、順を追って考えていきましょう

患者さんについて見てみましょう（**図1-2**）。70歳くらいの男性です。黒色便の検査で胃カメラをしたところ、進行胃癌が見つかりました。そこで、幽門側胃切除術を行うことになりました。

図1-2. 患者情報

- 症例：70歳、男性
- 主訴：黒色便
- 現病歴：黒色便の精査のため胃カメラ施行
  3型進行胃癌の診断で幽門側胃切除予定
- 既往歴：狭心症（ステント治療）、COPD、糖尿病
- 身体所見：肥満
- 内服薬：血液をサラサラにする薬、アレルギー薬
- 喫煙・飲酒：20本/日×50年、ビール1本/日
- 薬剤アレルギー：なし

既往歴としては、狭心症（ステント治療）をしていて、COPDがあって、糖尿病があってという感じです。「なるほど～」という感じですね。できたらこのあたりで、「この既往歴があるなら、これに注意しないといけないな」「これはどうなのだろう？」という、おおよその予測をつけてもらえればと思います。例えば、COPD、糖尿病と言われたら

何に注意しないといけないか？　そういった次の考えへと思考を進めていくのです。

　再び患者さんについて見てみます。身体所見としては肥満がありました。ここでも同様に、「肥満だったら何に注意する？」というふうに考えを次へと進めます。

　内服ですが、患者さんはあまり薬剤名を覚えていません。正確なところはお薬手帳を見ないと分からなくて、だいたいは「血液をサラサラにする薬」といった覚え方です。この患者さんもそうでした。あと、アレルギーの薬も飲んでいるとのことです。タバコは1日に20本吸っていて、ビールも飲んでいて、薬剤のアレルギーはないという患者さんです。

　これらの情報から、皆さんは注意すべきところをどれだけ思い浮かべることができましたか？　難しいですよね。だからこそこの本を読んだ後に、成長の証としていろいろと思い出せるように頑張りましょう。

まずは生活習慣リスクに目を向ける

　例で挙げたような患者さんが入院してきたとき、何を評価して何に注意すればいいでしょう？　それはどんな順番で行うべきでしょう？　このことを考えるとき、最初に目を向けるのは生活習慣リスクです（**図1-3**）。患者さんの病気について考えるその前に、生活習慣リスクに関する注意点を見ておきましょう。

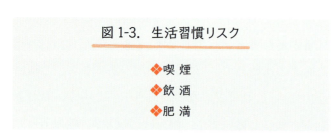

図1-3. 生活習慣リスク
- 喫煙
- 飲酒
- 肥満

②喫煙のリスクと介入

○ 感染症と肺合併症を増加させ、創部治癒を遅らせる

　生活習慣リスクのチェック項目第一は、喫煙です（**図 1-4**）。
　喫煙が良くないというのはみんな知っています。喫煙をしていると感染の合併症が増えます。これは、ニコチンが血管を収縮させるので、例えば創部への血流が減ったり、酸素化が悪化して感染が増えるから。はっきりと確定しているわけではないですけれども、そういう機序が言われています。肺の合併症も増えます。これは、痰が増えたりすることが要因ですね。

図 1-4．喫煙のリスク

- 感染が増える
- 肺合併症が増える
- 創傷治癒が遅くなる

↓

禁煙を指導する
4～8週前からの禁煙による効果が証明されている

○ 禁煙は1カ月以上前からが理想　直前の禁煙にも効果あり

　そのため、禁煙を指導することが重要です。じゃあ、いつから禁煙す

ればいいのか？　これをエビデンスに基づいて考えると、1カ月前からになります。では、より短い期間ではどうでしょう？　例えば手術の2〜3日前に禁煙したところで創の感染症が減るかというと、まだ証明はされていません。ですので、かなり前からやめるようにという指導をしていると思います。<u>1カ月以上たってから手術するほうが、患者さんにとってはいいのです。</u>このことははっきりとわかっています。

　ただ、最初に外来に来てから手術までに1カ月の余裕があることは、現実にはなかなかありません。となると、「1カ月空けられないのに禁煙して意味があるのか？」という疑問が出てきます。これに対しては、日本循環器学会が出している『禁煙ガイドライン』を参照しましょう。ホームページで誰でも見ることができます。それから、日本麻酔科学会のホームページでは、2015年に出た『周術期禁煙ガイドライン』を見ることができます。教科書的なことを知りたかったら、このあたりを見てもらったらいいですね（図 1-5）。

図 1-5．禁煙に関するガイドライン

❖『禁煙ガイドライン（2010年改訂版）』
（日本循環器学会）[1]
- 循環機能や組織低酸素化への影響は2〜3日の禁煙で改善
- 線毛運動は4〜6日で回復し始める
- 創部合併症は3週間で減少
- 呼吸器合併症は4週間以上で減少

❖『周術期禁煙ガイドライン（2015年）』
（日本麻酔科学会）[2]

できるだけ早くから禁煙を指導する

これらのガイドラインのなかでは、循環機能や組織の低酸素への影響は、術前の2～3日の禁煙で減少するということが言われています。あと、痰を出すはたらきは1週間弱の禁煙で効果が現れ始めて、創部感染症は3週間ぐらいの禁煙から発症率が下がるということが説明されています。

肺の合併症については、たしかに、減るのは禁煙から4週間以後と書かれているので、医師によっては「直前にやめても意味がない。やめたところで一緒だ」と言われる方もいると思います。ただ、上記のように、短期間で回復してくる項目もあるので、ガイドラインでは「できるだけ早くから禁煙を施行する」と書かれていて、短期間の禁煙は無意味とは書かれていません。ですので禁煙に関しては、長ければ長いほうがいい、短くても良さそうということをまず知っておいてください。

入院前の外来受診からの禁煙が効果的

図1-6は日本麻酔科学会の禁煙のポスターですけれども、「手術前のいつの時点からでも禁煙は開始しましょう」と呼びかけていますね。昔は、直前にタバコをやめると痰の量が増えてかえって悪いと言われていました。実際にそういうこともあったりするのですが、最近は「直前でも、いつからでもやめていいですよ」と言われています。ですから自信を持って、どのタイミングであっても禁煙を勧めてもらったら良いと思います。図1-6は医療従事者向けのポスターですが、患者さん向けのポスターも学会のホームページからダウンロードできますので、患者さんに渡すのもいいですね。

図 1-6. 禁煙啓発ポスター（日本麻酔科学会）

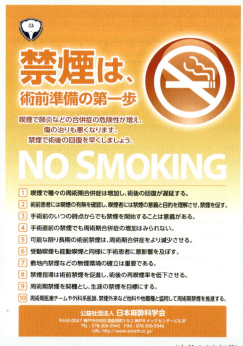

（文献 3 より転載）

　禁煙に取り組むためのニコチンパッチやニコチンガムをご存知かもしれません。これらは外来で 1 回診察を受けて処方しておいてもらうと、入院中も保険診療で継続することができます。しかし、入院中に禁煙の初診を行うことは保険診療ではできません。ですから、禁煙外来の受診も考えているのであれば、手術前の外来の時点で受診をしておくのが良いでしょう。

　まとめになりますが、タバコに関しては「できるだけ早くからやめたほうがいい」ということを、自信を持って勧めていただければと思います。

電子タバコや加熱式タバコは推奨できない

最近話題となっていて、使われている患者さんも多い電子タバコについてです。日本呼吸器学会からは、電子タバコと加熱式タバコの違いについて、分類と見解を出しています（図1-7）。また、アメリカ外科学会は、周術期に通常のタバコに替えて電子タバコを使用することは推奨していません。

図1-7. 新型タバコについて（日本呼吸器学会）

❖**新型タバコの分類**
1. 電子タバコ
   - 液体を加熱してエアロゾルを発生させて吸引するタイプ
   - 液体には、ニコチンを含むものと含まないもの、の2種類がある[注]
     注）日本ではニコチン入りリキッドは販売されていない
2. 非燃焼・加熱式タバコ
   - 葉タバコを直接加熱し、ニコチンを含むエアロゾル吸引するタイプ（商品名：IQOS、glo）
   - 低温で霧化する有機溶剤からエアロゾルを発生させた後、タバコ粉末を通過させて、タバコ成分を吸引するタイプで、電子タバコに類似した仕組み（商品名：Ploom TECH）

❖**日本呼吸器学会の見解**
　新型タバコは、従来の燃焼式タバコに比べてタールが削減されていますが、依存性物質であるニコチンやその他の有害物質を吸引する製品です。したがって、使用者にとっても、受動喫煙させられる人にとっても、非燃焼・加熱式タバコや電子タバコの使用は推奨できません。

（文献4より転載、一部改変）

③飲酒のリスクと介入

◯ 過度の飲酒は要注意！　飲酒量を確認しよう

　次は飲酒についてです。既婚男性の患者さんだと、奥さんがよく「お酒をやめるように言ってください」と言われます。お酒は当然、ずっと飲み続けていると肝臓にも良くないです。でも通常の量だとあまり手術に悪いことはないです。たくさん飲んでいる人は栄養がかたよってきて、ビタミンB_1欠乏になったりということはあります。

　とはいえ、アルコール依存症に近いような、ご飯も食べずにお酒ばっかり飲んでいるという状態までいかないと図 1-8 に挙げたような状態にはならない。「飲み続けているとこうなることもあるよ」ということです。ですので、たくさん飲んでいると合併症が増える原因にはなります。ただ、通常の量だと、はっきり言って医学的に悪いということはないです。

図 1-8. 術前の飲酒のリスクは？

❖ アルコール性肝障害
❖ 造血機能の低下
❖ 栄養のかたより（ビタミンB_1欠乏など）

術後合併症が増える要因

じゃあ、手術前に患者さんに「お酒はどうしたらいいですか？」と尋ねられたらどうすればいいでしょう？ 答えは、量を確認することです。「どれくらい飲んでいるか」ということを聞いてみるのです（**図 1-9**）。

図 1-9. 飲酒：何に気をつける？

飲酒の程度を把握しましょう

◆機会飲酒程度 → 特に介入は不要
　　　　　　　　　出血病変があれば禁酒
◆飲酒リスクあり → 禁酒・減量の指導
　（ビール 350mL × 2 缶 / 日以上）
◆アルコール依存症 → ？？？

機会飲酒程度は特に介入しなくてよい

　機会飲酒程度、すなわち時々付き合いで飲むとか、1日に小さい缶ビールで2本飲む程度というレベルだとあまり悪影響はありません。これくらいの飲酒量だと、手術前にしておくべきといったものは特にないでしょう。もちろん、本人の状況に合わせた対応は必要ですので、例えば出血病変、すなわち出血しているところがあるようなら、手術前には全面的に禁酒してもらったほうがいいでしょう。なぜなら、アルコールは血流を増やすので血が出やすくなったりしますからね。とはいえ、これは例外的。元気な方で機会飲酒程度だと、アルコールはダメだという根拠はあまりありません。普通の生活をしておいてもらったら良いと思います。

○ 毎日缶ビール 2 缶以上の場合は「減らしましょう」

　手術の経過に影響を与えるのはどれくらいの量かというと、だいたい 350mL の缶ビール 2 本以上ぐらいと言われています。これぐらいの量を毎日飲んでいると、例えば簡単に言うとご飯やお茶とか以外に水分を 1 日あたり 1L 近く飲むことになって、それだけで水分のバランスがかたよってきます。ですから缶ビールを 1 日 2 缶以上飲んでいるような人なら、「やめましょう」よりは「減らしましょう」が妥当です。皆さんが患者さんをみて「この人、まあまあの量を飲んでいるな」と感じたときは、「お酒は減らしましょう」と言ってもらったらいいと思います。

○ アルコール離脱症に注意！依存症の場合は術前に専門医の指導を

　アルコール依存症の人が来たら「この人にはやめてもらわないと！」と思うかもしれません。でも 1 つだけ注意してほしいことがあります。こういった患者さんは、頑張り過ぎるとアルコール離脱症という症状が出ます（図 1-10）。めったに出合うことのない症状だとは思いますが、一応は知っておいてください。

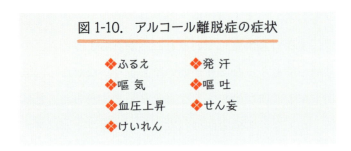

図 1-10．アルコール離脱症の症状
- ふるえ
- 発汗
- 嘔気
- 嘔吐
- 血圧上昇
- せん妄
- けいれん

アルコールを飲んでいる人はたくさんいますけれども、依存症とまで言われている人は、無理矢理やめると、震えたり汗をたくさんかいたりといった、禁断症状が出てしまうんですよね（図1-11）。

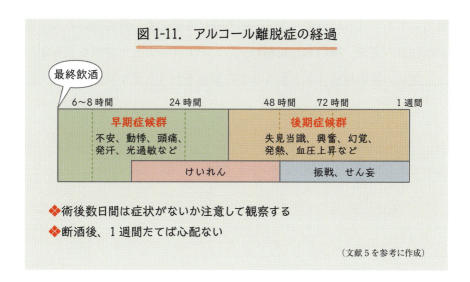

　手術のために入院して、強制的にお酒を断つと、夜中、嘔気や発汗、血圧上昇、せん妄などの症状を示すことがあります。これがアルコール離脱症ですが、知らないと通常の術後の症状や、術後せん妄と考えてしまいそうです。大酒家の患者さんは、断酒後1週間以内は、アルコール離脱症が起こるかもしれないと、一応知っておいてもらったらいいかなと思います。
　アルコール依存症のような患者さんに一番いいのは、専門家のもとで禁酒をしてから、すなわちアルコールを絶ってから手術を受けてもらうことです。あるいは、精神科の先生にある程度診てもらってから手術に入るほうがいいと思います。

◯ まとめ｜飲酒

　お酒は、通常の量だとそれほど厳密に禁酒することはないです。水分バランスや食事の栄養バランスが崩れるぐらい飲んでいる人の場合は、減らしてもらうといいでしょう。依存症になるぐらい飲んでいる人の場合は注意が必要。専門家（精神科医）にコンサルトして禁酒をすることと、術後の離脱症状に気を配りながら観察を行うことが重要です。

④肥満のリスクと介入

◯ 肥満がもたらすさまざまなリスク

　肥満の患者さんの場合は何となく皆さんわかっているかと思いますけれども、脂肪がすごく厚いので、創感染が増えます。そのせいもあって入院期間も延びると言われています。さらにICUに入室するような重症患者さんになると、やはりおなかの脂肪の重みなどのせいで人工呼吸の期間が長くなると言われています。あとは不整脈が増えます（図1-12）。

図1-12. 肥満の手術リスク

- ❖創感染　　…　増える
- ❖入院期間　…　延びる
- ❖人工呼吸器装着期間　…　長くなる
- ❖不整脈　　…　増える
- ❖肺塞栓　　…　確実に増加！

◯ 手術前にはダイエット、節制気味に

　外科医は一般的に**図1-12**のようなイメージをもっていますが、実際に証明されているかと言われると、心臓の手術では調べられていますが、おなかの手術では証明されていません。アメリカの肥満患者の心臓手術では統計が出ていて、かなりの確率でこれらの状況が起こることが証明されていますが、おなかの手術では創感染のリスク程度しか実感が湧きにくいかもしれませんね。ただ証明されていないとはいえ、例えば良性疾患の場合は、手術前にダイエットしてもらいます。

　それから、例えば胃癌の手術で、手術まで2〜3週間あるとします。すると、もともとベースが太っていて食べるのが好きな方というのは、胃の手術を受けるにあたって、食べ納めと言って思い切り食べて太って来られるような方が多いです。ですので、外来の段階から「手術は、できたらダイエットしてからのほうがいい」ということを言ってもらったらいいと思います。

　繰り返しになりますが、感染や入院期間などへの肥満の影響を証明することはなかなか難しいですが、でも心臓手術で言われていることはおなかにも当てはまると思われるので、術前は節制気味にしてもらうのが良いでしょう。

◯ 命に関わる肺塞栓に要注意！

　1つだけ確実に注意しないといけないのは肺塞栓です。これは肥満があると明らかに増えるので、リスクの説明は必ずしておいてください。急に命に関わる重大なことが起こってしまうと大変ですからね。昔、玉の海という昭和の横綱がおられたのですが、虫垂炎の手術をして1週

間で退院しようと思って歩き出した瞬間に、亡くなってしまいました。そういうことが実際に起こっています。肥満があるとそれだけリスクも上がるのです。その説明をしっかりしておいてもらったほうがいいと思います。

> **まとめ** 生活習慣リスク

　ここまでの話を復習しておきましょう。患者さんを担当したら、病気がうんぬんという前に、まずは生活習慣リスクのチェックです。このときにピックアップすることとして、一番重要なのはタバコです。禁煙はいつからでもかまわないので、取り組みましょう。

　次はお酒です。お酒は「1滴も飲むな」というほどまでのケースはなかなかなくて、ある程度控えめにしてもらったら良いという感じです。依存症患者の離脱症状は頭のどこかに置いておいてください。

　3つめは肥満。肥満に関しては、痩せてもらったほうがいいことと、肺塞栓のリスクがあることを知っておいてください。ですので、手術前にはできるだけバランス良く食事を取ってもらいましょう。患者さんによっては「手術前は体力をつけないと」と考えて思い切り食べ、結果的に太る人もいる。これは良くないです。かなり太っていると手術自体がやりにくくなりますし、太っている人の脂肪はすごく脆くて手術中も出血とかが起こりやすくなります。ですから食事は節制気味で来てもらいましょう。

2時間目

手術患者のリスクを洗い出そう
～併存疾患リスク・前編～

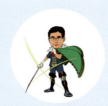

①手術リスク
～注意しておいたほうがいい併存疾患～

　2時間目は生活習慣リスクに続いて、次は病気のほう、すなわち併存疾患の手術リスクに入りましょう（**図2-1**）。たぶん、ここが一番重要なところかと思います。内容も多いので、3時間目にかけて説明していきます。いろいろな病気に対して、手術の前に注意しておいたほうがいいことがあります。もちろん、「それをしたら目に見えて患者さんの予後が変わってくる！」という劇的な効果を発揮するところまでは、なかなかいかないかもしれません。でも、「気を配っていたおかげで経過が良くなった」と言えるような症例があるのです。だからこのあたりは是非知っておいてもらえたらと思います。

図 2-1. 併存疾患リスク

- 1 心臓
- 2 肺
- 3 脳
- 4 腎臓
- 5 肝臓
- 6 糖尿病
- 7 内分泌
- 8 その他

②心臓のリスクと介入・その1：心機能

○ 心臓が気になる患者さんの5つのチェックポイント

　まず1番目は心臓です。心臓が悪い人のとき、どういうことに注意し

なければいけないかを見ていきましょう。

　「心臓が悪くて、心筋梗塞を過去に起こしました」というような患者さんの場合、皆さんは「また次に起こしたらいけないな」と考えると思います。ではそのとき、実際には何を注意すればいいのでしょうか？それを知っておきましょう。

　仮に皆さんが看護研究とかでこのことを勉強するなら、日本循環器学会の『非心臓手術における合併心疾患の評価と管理に関するガイドライン』が利用できます。インターネット上で見られますけれども、なかなか全部を読むのは難しいかもしれません。ですので、今日はこれを簡単にかみ砕いて、何に注意したらいいかということを見ていきましょう。

　心臓が悪い人や悪そうな人の手術前に注意すること、把握しないといけないことは何でしょう？　答えはまず、最近の心筋梗塞がないかどうかです。次に、狭心症が起こっていないかどうか。それから、息がきつくなるような心不全がないかどうか。さらに、すごく激しい不整脈がないかどうか。あと、ここは前もって言われていないとなかなかわからないですけれども、弁膜症の有無も把握しておきましょう。これらの項目に該当する場合、そのまま手術すると危険なことが起こるかもしれないと言われています（**図 2-2**）。

　復習します。心筋梗塞、狭心症、心不全で息がきつい、不整脈が激しい、弁膜症がひどい。こういうものがあるときは、そのまま何も知らずに手術に行ってしまうと、怖いことが起こるかもしれない。だからこれらに当てはまるようなら、手術前に心臓の先生に診てもらっておいたほうがいいと言われています。一刻を争うときは別ですけれども、少なくとも予定手術の場合は、循環器科で診てもらってから手術をしたほうがいいです。

図 2-2. 現在の心臓の状態を確認

- ❖ 最近の心筋梗塞
- ❖ 不安定狭心症
- ❖ 非代償性心不全（心不全で今しんどい）
- ❖ 不整脈が激しい
- ❖ 弁膜症（大動脈弁、僧帽弁）がひどい

どれかがあれば
↓
循環器科にコンサルトしてから手術

危ない心臓を見つける2つの質問

　このような病態のことを Active Cardiac Condition といって、危険そうな心臓の状態と言っています（図2-3）。

図 2-3. Active Cardiac Condition（重症度の高い心臓の状態）[1]

状態	例
不安定な冠動脈疾患	不安定、高度の狭心症（CCS class Ⅲ～Ⅳ）、最近発症の心筋梗塞（発症後7～30日）
非代償性心不全	安静時も心不全症状でしんどい
重篤な不整脈	高度房室ブロック、MobitzⅡ型、3度房室ブロック、有症状の心室性不整脈、心拍数の高い（>100bpm）上質性不整脈（心房細動〔AF〕含む）、有症状の徐脈、新たに認めた心室頻拍
高度の弁膜疾患	高度の大動脈弁狭窄症（有症状） 症状のある僧帽弁狭窄症（進行性の労作時呼吸困難や労作時失神、心不全）

中身を詳しく覚える必要まではありませんけれども、ここに書かれている心筋梗塞や弁膜症、心不全があると、循環器科に診てもらってから手術をしたほうがいいと言われています。このことは知っておいてください。

　これらを全部確認することはなかなか大変ですよね。本来は、外来に来てもらったとき、つまり初診の問診のときに確認してもらいます。でもそうはいかないこともある。じゃあ、ひと言で確認はできないのか？

　これができるんです。どういうことかというと、とりあえず狭心症と心筋梗塞を確かめるためには、「胸が締め付けられることはないですか？」と聞いてみる。もう一つは、「階段を休みなく上れますか？」と聞いてみます。例えば駅などで階段を上がったらつらくなって、途中で止まらないといけないとします。こうなると問題ありです。繰り返しますが、心臓に関しては外来などで「胸が締め付けられることはないか」「階段を休みなく上れるか」という2つのことを聞いてもらったらいいです（図2-4）。

> **図 2-4. Active Cardiac Condition を確認する2つの質問**　　覚えよう
>
> 「最近、胸が締め付けられることはないですか？」
> 「階段を休みなく上れますか？」（約 4METs の運動量）

　詳しく言うと、階段を休みなく上れるというのは、4METs という運動量です（図2-5）。METs とは運動の単位です。海外から輸入された単位なので少し分かりにくいですけれども、正式名称は Metabolic Equivalent。いろいろな運動の強度が METs で示されています。

図 2-5. 生活活動の METs

メッツ	3メッツ以上の生活活動の例
3.0	普通歩行（平地 67m/ 分、犬を連れて）、電動アシスト付き自転車に乗る、家財道具の片付け、台所の手伝い、梱包
3.3	カーペット掃き、フロア掃き、掃除機
3.5	歩行（平地 75～85m/ 分、ほどほどの速さ、散歩など）、楽に自転車に乗る (8.9km/ 時)、階段を下りる、軽い荷物運び、風呂掃除、庭の草むしり、スクーター（原付）・オートバイの運転
4.0	階段を上る（ゆっくり）、自転車に乗る (≒16km/ 時未満、通勤)、動物と遊ぶ（歩く / 走る、中強度）、高齢者や障がい者の介護（身支度、風呂、ベッドの乗り降り）、屋根の雪下ろし
4.3	やや速歩（平地、やや速めに 93m/ 分）、苗木の植栽、農作業（家畜に餌を与える）
5.0	かなり速歩（平地、速く=107m/ 分）、動物と遊ぶ（歩く / 走る、活発に）
5.5	シャベルで土や泥をすくう
5.8	子どもと遊ぶ（歩く / 走る、活発に）、家具・家財道具の移動・運搬
6.0	スコップで雪かきをする
7.8	農作業（干し草をまとめる、納屋の掃除）
8.0	運搬（重い荷物）

（文献 2 より引用改変）

　日本人の感覚ではちょっと分かりにくいですけど、アメリカの町で 1 ブロック歩くと 1METs、これが基準です。3METs だとゆっくり歩いて犬の散歩をしたり、台所の家事手伝いをしたりする感じです。4METs は階段をゆっくり上る、自転車に乗るとかです。犬の散歩で走れたら 5METs。それはさておき、階段を上るのは 4METs。そして、4METs の運動ができるようなら、心臓に関してはそのまま手術をしていいということです。

◎ 心臓が気になる患者さんの確認ステップ

　復習しましょう。心臓に関して循環器科で診てもらったほうがいいかどうかを判断するには、とりあえず最近の狭心症や心筋梗塞の有無を聞きます。それから、階段を休まずに上れるかどうかを聞きます。これらがOKならそのまま手術に行ってもらって大丈夫です。その根拠となっている先ほどのガイドラインを見てみると、次のように書かれてあります。

　「緊急手術が要りますか？」というのがステップ1で、「はい」だったらすぐ手術室に行ってもらいます。緊急手術ではなく予定手術の場合は「Active Cardiac Conditionですか？」というのがステップ2。ここでは基本的に、胸が痛い・息がきついなどがあれば循環器科で診てもらったらいい。Active Cardiac Conditionではない、すなわち「きつくなさそう」「胸が痛くなさそう」というときには、低リスクではない手術、例えばおなかを切る開腹手術のような手術をするときは、4METs以上の運動が可能かを確認です。4METs以上の運動が可能だったら非心臓手術をしてもらっていいです。4METsがダメなら循環器科に検査を考えてもらってからということになります（図2-6）。

　ですから心臓が悪そうな人が来たときは、とりあえず狭心症、心筋梗塞が最近ないかを聞いて、それから、階段を上れるかどうかを聞きます。それらがダメそうだったら循環器科で診てもらう。大丈夫そうだったら手術に行ってもらう。これが心臓に関する基本的な流れです。

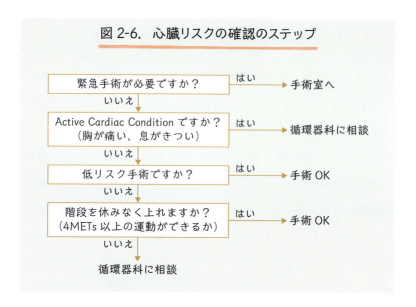

図 2-6. 心臓リスクの確認のステップ

　もちろん、この2つの質問がOKでも心臓が悪そうな人はいるかもしれません。ただ、この2つがOKな人の場合は、心臓のためにいろいろな検査を追加したりお薬を増やしたりしても、予後は変わらないと言われています。手術までに検査が増えて手術が遅れるだけです。例えば、階段が休みなく上れない人であれば、手術前に検査や投薬をして、心臓の状態を良くしてから手術をしたほうがいいと言われています。でも、階段を上れるぐらいの元気があり、でも少し心不全があるというような人であれば、手術前に検査や治療を追加しても、あまり予後は変わらないのです。

　心臓に関してはこの2つの質問をしっかり確認するということが大切です。医師もそのつもりで考えているのですが、すり抜けてしまうこともある。だから看護師さんのダブルチェックで拾ってもらえると助かります（図2-7）。

> **図 2-7. 心臓リスクの確認ポイント（復習）**
>
> 「最近、胸が締め付けられることはないですか？」
> 「階段を休みなく上れますか？」
>
> ・異常あり → 循環器科へコンサルト
> ・異常なし → 手術 OK

　たぶん心筋梗塞とか狭心症とかだと、カルテに書いてあるのでわかりやすいと思います。でも、例えばコントロールがずっと良かった心不全の人が、入院前にだんだん悪くなってきているということもあります。その点は外来で医師も確認はしていますが、入院時にも、階段を休みなく上れるかなどを聞いて、異常があったら言ってもらえたら助かります。

◯ 知っていると便利！　リスクを点数化する

　異常がある場合は、どれくらいの異常なのかを知る必要があります。五分五分ぐらいの本当に怖い状態で手術を受けるのか、心臓が少し悪いけれどもそれほど心配することはないのかなどを見極め、どれくらいのリスクなのかを知っておきましょう。

　リスクについては統計が取られていて、それに基づいて点数をつけると合併症や死亡の割合が算出できるようになっています。点数は**図2-8**のように、手術手技に関しては、開腹や開胸の場合は1点とカウントします。心筋梗塞の既往があるとさらに1点をカウントします。項目が6つあるので、合計点は0〜6点となります。

　例えば開腹手術だと、基本的に1点は絶対入ってしまい、プラス心筋梗塞の既往があるとするとそれで2点になります。2点だと心血管合併

症割合が3.6%ですから、100人手術すると3人強は心臓に関して何か起こるかもしれない。死亡割合が1.7%と言われているので、50人に1人ですけれども、死亡も起こるということです。実際に点数の高い人を100人連続で手術することはないので、実感は湧きにくいと思いますけれども、3点以上になると死亡割合は3.6%なので、およそ30人に1人。やはり高いですね。一応、それくらいのリスクはあるということを知っておいてもらいたいと思います。

図2-8. どのくらいの心臓リスク？

❖RCRIインデックス

1. 手術手技 ・開腹、開胸、腸骨動脈より中枢の血管手術	1点
2. 虚血性心疾患の既往 ・心筋梗塞の既往、運動負荷試験で陽性、心筋梗塞の胸痛が現在ある ・硝酸薬で治療中、心電図で異常Q波を認める	1点
3. うっ血性心不全の既往がある ・CHFの既往、肺水腫、夜間起坐呼吸がある、両側ラ音、またはS3 gallop ・X線上肺血管影増強	1点
4. 脳血管病変の既往 ・一過性脳虚血発作（TIA）や脳梗塞・出血の既往	1点
5. 術前のインスリン使用	1点
6. 術前の採血　Cr値>2.0mg/dL	1点

リスク点数	心血管合併症割合	死亡割合
0	0.5%	0.3%
1	1.3%	0.7%
2	3.6%	1.7%
≥3	9.1%	3.6%

（文献3を参考に作成）

病院や麻酔科で統一して、全員の患者さんに対してこのリスク評価ができるといいと思います。うちの病院だと、術前に外科でも点数をつけるし麻酔科でもつけています。その点数を見ながら、「この人はどれくらいのリスクがあるのか」ということを把握しています。3点以上の場合は、かなり注意して見るようにしています。

③心臓のリスクと介入・その2：血圧

◯ 血圧コントロールの目安は下が100mmHg以上

　心臓が悪い人のスクリーニングにあたっての次の着目点は「血圧が高い」です。血圧が高い患者さんはどうすればいいでしょう？　実は、少しぐらい高くてもどうということはないです。すごく高いときは手術までに血圧をコントロールします（図2-9）。

> 図2-9. 血圧が高い患者さんは？
>
> ❖手術までに血圧をコントロール
> ❖手術当日の朝まで降圧薬を内服
> ❖180/110mmHg以上の場合、可能なら手術を延期

　具体的には、下が100mmHgを超えているかが境目です。いわゆる高血圧緊急症にあてはまる状態で、下（拡張期血圧）が100mmHg、上（収縮期血圧）が200mmHgを超え続けているようなときは、血圧をコ

ントロールしてから手術をしたほうがいいと言われています。でも、それ以外はあまり急激なコントロールの必要性はないです。日常で体のどこかが悪くて病院にかかっている人で、「最近、多少コントロールが悪くて上が130mmHgを超えているんです」というくらいの人は、どうということはないです。

　ずっと下が100mmHgを超えるというのが続いているときなどは、手術の急ぎ具合と手術中のリスクを考えて手術を延期するかどうかを考えます。このような人はだいたい、病院にかかったことがない、コントロールが不良な人などです。そして、手術中に血圧が下がったりすると、どこかの血管が詰まっていたというリスクが高いです。ですから、良性疾患の手術で、ずっと高血圧が未治療であった人というときには、循環器科に診てもらってから手術を決めたほうがいいですね。

◯ 降圧薬は手術直前まで服用が基本

　手術のときに注意するのは、基本的には手術直前まで降圧薬を飲んでもらうほうがいいということです。降圧薬をやめて血圧が不安定になるようなら、朝まで飲んでもらって血圧をコントロールした上で手術するほうがいいですよね。最近は術前3時間前まで飲水できるようになっていると思うので、朝の薬は少量の水で飲んでもらうのが良いと思います。

　このように、高血圧についてはあまり難しいことはありません。でも1つだけ気をつけてもらいたいことがあります。病院によっては、あるいは麻酔科の先生によっては、ACE阻害薬やARBといったお薬は、麻酔のときに血圧が下がりやすいので術前の朝はやめてくださいというケースがあります。これは先生の好み、病院の好みです。ですから、降圧薬は飲んでもらうことが基本。もし、「やめてください」という指示

が出たら、たぶんそれは、麻酔科の先生がACEやARBをやめておいたほうが安心と考えてのことだと思います。ACE阻害薬やARBは具体的には、図2-10にあるものたちですね。術前の高血圧については以上です。それほど難しくはないと思います。

図2-10. 主なACE阻害薬、ARB

ACE阻害薬	ARB
エナラプリル（レニベース®） カプトプリル（カプトリル®） リシノプリル（ロンゲス®） ペリンドプリル（コバシル®） イミダプリル（タナトリル®） シラザプリル（インヒベース®）	ロサルタン（ニューロタン®） バルサルタン（ディオバン®） カンデサルタン（ブロプレス®） テルミサルタン（ミカルディス®） オルメサルタン（オルメテック®）

注意 麻酔時に血圧が下がることがあり、術前に中止になることがあるので確認しましょう

○ 術後はできるだけ早期から降圧薬を再開

　今度は術後です。高血圧患者さんの術後はできるだけ早くから降圧薬を再開します。翌日から飲めるとか、2～3日以内に飲めるようになるなら大丈夫です。2～3日たっても飲めないような大きな手術の場合は、術後、血圧が低かったりすることも多いですね。こういったケースでも、基本的には飲めるようになったらできるだけ早く再開するという考え方で対応できるかと思います。ただ、例えば合併症が起こったりして3日目から飲むはずだったのに飲めない、あるいは血圧が上がってきてどうしようもないというときは、内服薬を注射薬に変更します（図2-11）。

図 2-11. 高血圧の患者さんの術後

◆ 降圧薬はできるだけ早く再開
◆ 必要なら、内服薬→注射薬に変更

　簡単に分けると降圧薬は**図 2-12** くらい種類があります。カルシウムブロッカーや利尿薬、ARB、ACE 阻害薬、βブロッカーなどの種類があるのですが、可能ならこれを同じ効果の注射薬に替えるのが一番いいです。でも実際は、ARB と ACE 阻害薬は注射薬がありません。

　βブロッカーの内服は、カルベジロール（アーチスト®）、ビソプロロール（メインテート®）、メトプロロール（セロケン®）などがあります。注射薬もありますが、効果が違います。βブロッカーの注射薬は心拍数を下げるはたらきがあるだけで、血圧を下げる目的では使用しません。

　利尿薬はフロセミド（ラシックス®）の注射薬をみんなよく使っていると思いますけれども、効果はすぐ出てきてしまい、1日の血圧を低く維持するようなはたらきはなかなか難しいです。

　ですので注射で血圧を下げようと思うと、基本的にカルシウムブロッカーを使うことになるでしょう。ニカルジピン（ペルジピン®）やジルチアゼム（ヘルベッサー®）ですね。

　まとめると、術後に血圧が上がり始める頃には内服できるので、経口薬でほとんどの場合は対応できます。どうしても内服できない場合や注射薬を使いたい場合は、使える薬はほぼカルシウムブロッカーしかない状態です。具体的にはニカルジピンやジルチアゼムですが、これが必要になるのはまれなケースでしょう。ということで血圧についてはおしまいです。

図 2-12. 降圧薬の種類

種類	経口	注射
Ca 拮抗薬	アムロジピン（アムロジン®、ノルバスク®）、ベニジピン（コニール®）、シルニジピン（アテレック®）　など	ニカルジピン（ペルジピン®）、ジルチアゼム（ヘルベッサー®）
利尿薬	フロセミド（ラシックス®）、スピロノラクトン（アルダクトン®A）、トリクロルメチアジド（フルイトラン®）、インダパミド（ナトリックス®）　など	フロセミド（ラシックス®；作用が急）、（カンレノ酸カリウム〔ソルダクトン®；高血圧適応なし〕）
ARB	ロサルタン（ニューロタン®）、バルサルタン（ディオバン®）、カンデサルタン（ブロプレス®）　など	なし
ACE 阻害薬	エナラプリル（レニベース®）、カプトプリル（カプトリル®）、リシノプリル（ロンゲス®）　など	なし
βブロッカー	カルベジロール（アーチスト®）、ビソプロロール（メインテート®）、メトプロロール（セロケン®）　など	ランジオロール※（オノアクト®）、エスモロール※（ブレビブロック®）　※心拍を下げる働き

現実的に使う降圧注射薬はニカルジピンやジルチアゼムの持続静注

④心臓のリスクと介入・その3：血液サラサラ薬

○ 血液サラサラ薬は2種類

　次に「血液をサラサラにするお薬」です。ここから若干、話がややこしくなるかもしれません。皆さんはお仕事で、血液をサラサラにする薬にはよく関わると思います。これらの薬は、内服をやめたり、逆にやめなかったりといういろいろな対応があるのですが、今日はそのあたりの

詳しいことを知っておいてもらいたいと思います。

まず、血液をサラサラにする薬には2種類あるということを理解してください（図2-13）。1つは凝固因子を阻害する薬です。それからもう1つは血小板を阻害する薬です。この2種類がありますので、まずはその区別をしましょう。

図2-13. 血液をサラサラにする薬は2種類

血液をサラサラにする薬 ＝ 抗血栓薬

◆凝固因子を阻害する薬
◆血小板を阻害する薬

血液の糊のはたらきをする凝固因子

まずは凝固因子を理解しましょう。血管に穴が空いたとき、血小板が血管壁から血が出るのを止めた後、その場所に糊のように固まる作用を持っているのが凝固因子です。朝、採血したら、採血スピッツの中でドローッとゼリーみたいに固まるでしょう。あの固まっているやつが凝固因子です。図2-14 に、糊みたいなドローっとしたやつで穴を完全に塞いでしまう二次止血という説明が書いてあります。このはたらきをするのが凝固因子です。

凝固因子といえばFFP（図2-15）。これは病院にもあります。冷凍でストックしてありますね。凝固因子はFFPの中に入っています。この中に、採血スピッツの中でゼリー状の塊を作り出す凝固因子が入っているのです。

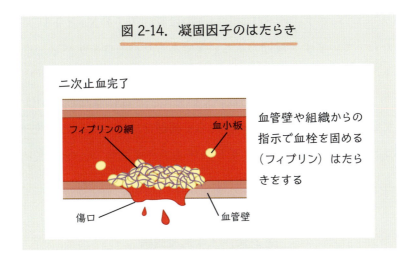

図 2-14. 凝固因子のはたらき

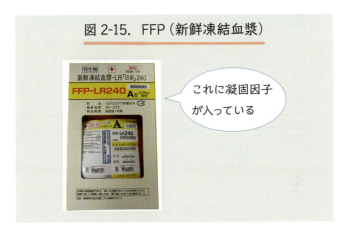

図 2-15. FFP（新鮮凍結血漿）

これに凝固因子が入っている

凝固因子のはたらきを阻害する薬＝抗凝固薬

次に、この凝固因子のはたらきを阻害する薬の話に移りましょう（図2-16）。凝固因子が作用する機序は複雑で、トロンビンや第Ⅹa因子と呼ばれる多くの因子が関係しています。薬によって作用する因子は違って、ⅦaやⅨa、Ⅹa、トロンビンあたりにはたらくのがワルファリン（ワ

ーファリン®）です。ヘパリンというのは凝固因子のXaとトロンビンにはたらいています。最近の新しい薬であるリバーロキサバン（イグザレルト®）とかアピキサバン（エリキュース®）、エドキサバン（リクシアナ®）はXaのあたりにはたらいています。どこにはたらくかは覚えなくていいですが、凝固因子にはたらく薬がワルファリンやリバーロキサバン、アピキサバン、ダビガトラン（プラザキサ®）、ヘパリン、アンチトロンビンであることは知っておくといいでしょう。

図2-16. 主な抗凝固薬

抗凝固薬	作用因子
ワルファリン（ワーファリン®）	VIIaやIXa、Xa、トロンビン
リバーロキサバン（イグザレルト®） アピキサバン（エリキュース®） エドキサバン（リクシアナ®）	Xa
ダビガトラン（プラザキサ®）	トロンビン
ヘパリン、アンチトロンビン	Xa、トロンビン

傷ついた場所に集まる血小板

次に血小板のはたらきを見てみましょう。血小板というのは、血管が傷ついて血が出そうなときに、最初に血管壁に集まってきて固まるはたらきをします。これを一次止血と言います。血が出たときに圧迫したら止まるのは、血小板のはたらきがあるからです（図2-17）。

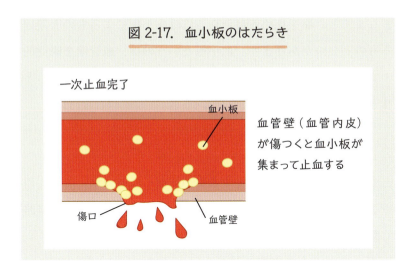

図 2-17. 血小板のはたらき

実際に血小板自体を思い浮かべるのは難しいですが、輸血の製剤で血小板というのがありますね。病棟でゆさゆさずっと揺らしていないといけなくて、放置しておいたらダメという袋です（**図 2-18**）。あれが血小板です。

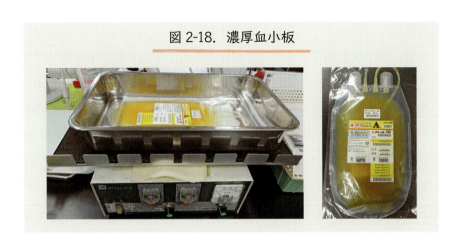

図 2-18. 濃厚血小板

復習しますと、血を止めるはたらきには血小板によるものと凝固因子によるものと2つがあります。血小板というのは、血管壁を瞬間的に塞ぐものです。凝固因子というのは、採血スピッツの中でドローっと固まるゼリーみたいなものです。

◯ 血小板のはたらきを阻害する薬＝抗血小板薬

　そして、このはたらきを阻害する薬が抗血小板薬です。薬の作用機序はややこしいので省略しますが、血小板の中のいろいろな信号経路にはたらく薬が何種類もあるので、薬ごとに休薬期間が変わります。

　血小板にはたらくのがアスピリン（バイアスピリン®）、クロピドグレル（プラビックス®）、チクロピジン（パナルジン®）、プラスグレル（エフィエント®）、チカグレロル（ブリリンタ®）であることは知っておくといいでしょう。

◯ 血液サラサラ薬の使い分け
　〜動脈系には抗血小板薬、静脈系には抗凝固薬〜

　血小板を阻害する薬と凝固因子を阻害する薬の使い分けについて考えていきましょう。

　まず、血小板を阻害する薬は、血流がすごく速くて血管壁を傷つけてしまいそうな、そういう動脈系の病気の場合に使います。血管壁が傷ついたら、その瞬間にそこを固めるのが血小板です。ですから動脈系の病気のときは抗血小板の薬です。具体的にはアスピリン、クロピドグレル、チクロピジン、シロスタゾール（プレタール®）といったあたりです。心筋梗塞とか脳梗塞、閉塞性動脈硬化症（ASO）など動脈の病気、動脈が詰まるタイプの病気の人は、抗血小板のお薬を飲みます。アスピリン、クロピドグレルを飲むことが多いですね。

動脈系に対して静脈系というのは、流れがゆっくりなので血液が淀んでしまいます。淀むとそこで、血がゼリーみたいに固まってきてしまう。それは困るので、静脈系の病気の場合は、固まるのを防ぐ抗凝固薬、具体的にはワルファリンやヘパリンを使います。深部静脈血栓症（DVT）、肺塞栓、心房細動（AF）なども心臓の中で血液が淀んで、そこでゼリーみたいな塊ができると困る病気ですね。ですから静脈系の場合は抗凝固薬を使います（図 2-19）。

図 2-19. 血液サラサラ薬の使い分け

- ❖ 抗血小板薬 → 動脈系の疾患（心筋梗塞、脳梗塞、閉塞性動脈硬化症〔ASO〕など）
- ❖ 抗凝固薬 → 静脈系の疾患（深部静脈血栓症〔DVT〕、肺塞栓、心房細動〔AF〕など）

　AFの患者さんはワルファリン系のお薬を使います。逆に心筋梗塞とかでステントを入れている人は動脈の病気なので、アスピリン、クロピドグレルとかを飲む。そういう違いがあるというのを知っておいてください。

　このように、「血液をサラサラにする薬」と聞いたときにはとりあえず、薬が2種類あることを意識してください。血小板を抑える薬と凝固因子を抑える薬という2種類のことですね。これを知ることが第一です。その上で、手術になるとそれらの薬の使用を止めるという話が出てきます。次は薬を止める話に行きます。

◯ 種類によって異なる休薬方法

　では、どのようにして薬を止めるのかということですが、これもガイドラインがあります。興味がある人は日本循環器学会『心房細動治療（薬物）ガイドライン（2013年改訂版）』を見てみてください（**図2-20**）。

　さて、ガイドラインを見てみると、体表の小さい手術のときは、血液をサラサラにする薬を飲み続けてもいいと書いてある。皮膚を少し切っただけとか、そういう場合は、抗凝固薬・抗血小板薬は飲み続けてもいいんです。

　ここからややこしいですが、血液サラサラの薬を休止しているときに、「ヘパリンいって」とか言われることがあります。抗凝固薬は、止めるとしたらワルファリンが3～5日前から、ダビガトランは1～4日前ぐらいから。リバーロキサバン、アピキサバンも基本的に止めるのは短時間、24時間とか48時間です。ガイドラインでは、「止めるときはヘパリンに替えましょう」と書かれています。では、ヘパリンに切り替えると何が良いのでしょうか？　ヘパリンは、半減期が短いため術前4～6時間前に止めると手術時にはヘパリンの効果がなくなり、急ぐときにはプロタミンという薬剤を注射するとヘパリンの作用をすぐに拮抗させることもできるので、手術前にはコントロールのしやすいヘパリンが選ばれるのです。これが、「ヘパリンいって」と言われる理由です。

　もう1つの血液サラサラのお薬である血小板の薬を休止しているときは、凝固因子の薬であるヘパリンの使用を考慮してもいいと書かれています。ここが静脈系の抗凝固薬との違いです。

> **図 2-20. 血液サラサラ薬の休薬方法**[4]
>
> ◆ 術後出血への対応が容易な体表の小手術は抗凝固薬や抗血小板薬の内服を継続する
>
> ◆ 抗凝固薬
> ・術前 3〜5 日までのワルファリン（ワーファリン®）中止
> ・24 時間〜4 日までのダビガトラン（プラザキサ®）中止
> ・24 時間以上のリバーロキサバン（イグザレルト®）中止
> ・24〜48 時間のアピキサバン（エリキュース®）中止
>
> ヘパリンによる術前の抗凝固療法への変更
>
> ◆ 抗血小板薬
> ・7〜14 日前からのアスピリン、チクロピジン（パナルジン®）、クロピドグレル（プラビックス®）の中止
> ・3 日前からのシロスタゾール（プレタール®）中止
>
> リスクが高い症例では、ヘパリンの投与を考慮する

　おさらいすると、手術前は血液をサラサラにする薬を止めることがあると思います。その際、抗凝固薬の場合は基本的にヘパリンに切り替える、抗血小板薬の場合はヘパリンの投与を考慮する、となります。

ヘパリンに関する違いはなぜ生じるのでしょうか？

　もう一度最初から考えてみましょう。まず、血液をサラサラにする薬には凝固因子を阻害するものと、血小板を阻害するものとの 2 種類ありました。凝固因子を阻害するのが、ワルファリン、リバーロキサバン、ダビガトラン、アピキサバン、ヘパリンです。ワルファリンにしてもヘ

パリンにしても、凝固因子を阻害する薬で、静脈系にはたらく薬です。他方、血小板を阻害するものはアスピリン、クロピドグレル、チクロピジン、シロスタゾールなどがあります。これらは動脈系にはたらく薬です。そしてガイドラインには、「静脈系の病気には凝固因子を阻害する薬を使う。手術時にはヘパリンに切り替える」「血小板を阻害する薬は動脈系の病気に対して使う。手術時には使用を止めるが、リスクが高いときはヘパリンの使用を考える」とあります。

　ではなぜ、血小板の薬を止めたときは、ヘパリンの使用を考慮するなのでしょうか。それについては、図 2-21 を見てみましょう。ヘパリンというのはもともとは凝固因子を阻害する注射薬で、静脈系に分類される薬です。ですので、静脈系のほかの薬をやめるときにヘパリンに替えるのは、同じはたらきだから別にいいわけです。むしろ考えたら当たり前の話です。

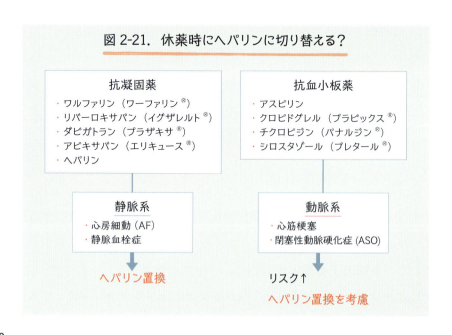

図 2-21. 休薬時にヘパリンに切り替える？

ところが血小板を阻害する動脈系の薬を飲んでいる患者さんにとって、静脈系であるヘパリンは簡単に言ってみれば関係のない薬です。関係のない薬を使って本当に効果があるのかというと、実ははっきりしていません。はっきりわかっていないから、「一応、考慮する」という位置づけなのです。

　ですから皆さんは、患者さんが血液をサラサラにする薬を飲んでいるということを聞いたら、まず「血小板の薬なのか、凝固因子の薬なのか」という区別をしましょう。凝固因子のほうは基本的には同じ種類で切り替えられるヘパリンがあるので、ヘパリンに置換したらいい。血小板のほうは同じ種類の薬で注射できるものがありません。そこで種類は違うから効果は定かではないのですが、注射薬であるヘパリンへの置換を考慮します。そういういう流れになります。

抗血小板薬をヘパリンに切り替えるのはおまじない 患者の状況に応じて判断を

　繰り返しますが、凝固因子を阻害する薬を止めるときはヘパリンに切り替えます。でも、血小板を阻害する薬を止めるとき、患者さんによってはヘパリンを使ったり使わなかったりする。これがどうしてかというと、確固たるエビデンスがないからです。個人個人の症状から循環器の医師が独自に判断するというのが現状です。

　簡単に言うと、アスピリン、クロピドグレルをやめるときにヘパリンに切り替えるのは、おまじないです。症状が軽くておまじないも必要ないというときは、ヘパリンに切り替えなくていいです。でも本当に病気がひどい人で、とりあえずできることは何でもしておきたい、すべてのおまじないをしたいという患者さんに対してはヘパリンを使う。そういう感じです。ですので、個人個人の状況から循環器のドクターが判断す

るということが大原則です。

○ ステントの患者さんの休薬は要注意！

　最後に1つ、抗血小板薬の中断に関して重要なことがあります。それは、抗血小板薬を簡単にやめてはいけないステントがあるということです。どういうことか、具体的に見ていきましょう。

　冠動脈、すなわち心臓の血管が細くなっているときに、それを広げるステントを入れて治療すると思うのですが、ステントには2種類あります。そのうちの1つがDESです。たぶん循環器の先生は「デス」と呼んでいると思います。商品名はサイファー、ザイエンスなどで、DESは薬剤溶出性ステント（Drug Eluting Stent）の略です。最近のステントはDESが多いと思います。もう1つのステントはBMSで、Bare Metal Stent、すなわち「裸の金属のステント」という意味です（図2-22）。ここからは、これら2つのステントと薬について話をしていきます。

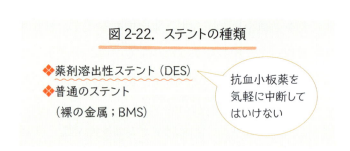

図2-22. ステントの種類

❖ 薬剤溶出性ステント（DES）
❖ 普通のステント
　（裸の金属；BMS）

抗血小板薬を気軽に中断してはいけない

○ BMSは血管が再狭窄しやすい

　先ほどもお話しましたように、心臓の冠動脈が狭くなって心筋梗塞や狭心症が起こっているとき、その血管を広げるために使うのがステント

です。裸の金属のステント（BMS）は、血管の狭くなっているところに入れる金属の網で、これを使って血管を膨らませます。膨らますと血管壁が傷つくので、血小板がたくさんやって来ます。しばらくすると集まった血小板が血管内皮を修復して、無理矢理広げたところの傷が治っていきます。しかしそうすると、治るときにまた血管が狭くなってしまいます。そして再狭窄というものが起こってしまいます（図2-23）。

整理すると、冠動脈を広げるときに普通のステントを使うと、広がって傷ついたところに血小板がやって来ます。しばらくして血管内皮が治癒すると、血小板はもう集まってこなくなりますが、内皮が治癒する過程でまた血管が狭くなってしまいます。これがBMSという1つめのステントです。

図2-23. BMSの特徴

- ❖ 狭窄部位をバルーンで膨らましBMSを留置する
- ❖ 血管壁が傷つくので、血栓を防ぐために抗血小板薬が必要
- ❖ しばらくすると血管内皮が修復されてくる → 抗血小板薬は不要になる
- ❖ 血栓はできにくいが、血管内腔は修復により狭くなる（再狭窄）

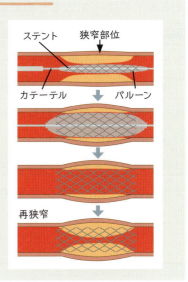

○ 再狭窄を防ぐ DES は抗血小板薬がやめられない

　BMS では再狭窄という悩ましい問題が起こります。それを防ぐため最近のステントでは、ステントから薬が染み出します。これが DES。DES のしくみは次のとおりです。

　狭くなった血管にステントを入れて広げます。すると血管壁が傷つくので、血小板がやってきます。ここまでは BMS と同じなのですが、DES からは血管内皮が修復するのを阻害する薬が出てきます。つまり、いつまでたっても血管壁は傷ついたままで、修復されない状態になる。そうすると、内皮が修復されないままなので、血管が狭くなりません。血管の再狭窄が起こらないのです。ところが、血管壁は傷ついたままなので、血小板がいつまでも集まってきてしまうのです。この患者さんが、手術に向けて抗血小板薬を止めてしまうと、ステント部分で血小板が固まりやすくなってしまうのです。DES は内皮が修復されないので狭窄が起こらない代わりに、いつまでも血小板が集まってきてしまう欠点があるので、抗血小板薬がやめられないのです（図 2-24）。

　重要な点をまとめます。薬剤溶出性ステントは、薬剤（免疫抑制薬や抗がん薬などの細胞増殖抑制薬）を染み出させることで血管壁が傷ついたままの状態にとどめています。そのために、抗血小板薬であるアスピリンやクロピドグレルの服用を止めると血栓ができやすくなります。ですから薬剤溶出性ステントを使っている患者さんは、抗血小板の薬を簡単に中断してはいけないのです。これだけは知っておいてください。

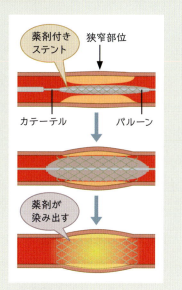

図2-24. DESの特徴

- ❖ 狭窄部位をバルーンで膨らましDESを留置する
- ❖ 血管壁が傷つくので、抗血小板薬が必要
- ❖ ステントから出る薬剤が血管内皮の修復を抑える
- ❖ 血管内皮が修復されないので、内腔は狭くなりにくい
- ❖ 抗血小板薬を止めると血栓ができやすい

復習　血液サラサラ薬

ここまでの話をまとめましょう。

血液をサラサラにする薬を飲んでいると聞いたら、その薬には2種類あることを知っておいてください。血小板を阻害するほうの薬と、凝固因子を阻害するほうの薬との2種類です。

凝固因子のほうは同じはたらきをする薬で、ヘパリンという注射で投与できる半減期の短い薬があります。ですから内服から注射にすぐ切り替えられます。こちらはそれほど難しくないです。対する血小板のほう

の薬、すなわちアスピリンやクロピドグレルは、同じはたらきをする薬で注射薬がありません。ですからすぐには切り替えができません。おまじないのような意味合いで「どうしても何かしたい」というときはヘパリンを使います。

「どうしても」というのがどんなときかというと、薬剤溶出性ステント（DES）が入っているときです。DESが入っているときは、血管壁が傷ついたままの状態でずっと維持されているので、抗血小板薬を止めると、血小板が集まってきて詰まりやすくなってしまいます。ですので、DESが入っているときは抗血小板薬を止めるわけにはいきません。そこで、このときはだいたいヘパリンに替えることが多いです。

手術だからといって急いで止めると危険なこともあるということは知っておいていただきたいと思います。ステントが入っていると聞いたら、どういうステントかをできたら確認しておいてください。

NEWS ヘパリン置換は減っていく！？

最近は新しい報告が出ています。従来は、ワルファリンを飲んでいる人は全例、手術時にはヘパリンへの切り替えが行われていました。ガイドラインには、ワルファリンは凝固因子にはたらく薬なので、同じ種類のヘパリンを使いましょうと書いてあるのです。ところが、実際にヘパリンに置き換える／置き換えないという「くじ引きの試験（RCT）」をしてみると、ヘパリンに替えても替えなくても合併症はあまり変わりませんでした。それどころか、出血の合併症はヘパリンのほうが多かった

という報告も出ています[5]。

ですので、これからは少しずつヘパリン置換が減ってくるかもしれません。まだはっきりと確定しているわけではないですけれども、ワルファリンを飲んでいる人でも、ヘパリンへの置換はもうなしでもいいかな、というふうになってくるかもしれません。

以上で心臓を終わります。

⑤肺のリスクと介入

次は肺です。「周術期に肺合併症を起こさないためにできることは？」というと、気にすべきはCOPD（慢性閉塞性肺疾患）と喘息です。これらに関しては、手術前に介入を行うと、予後が変わってきます。

COPD　肺がボロボロ、慢性炎症のリスク大

COPDは最近テレビCMもやっていますので、患者さんの意識も上がってきています。COPDは、タバコを吸い続けた結果、肺がやられて、ボロボロになっている病気です。健康な肺だといびつなこともなく、きれいなんですけれども、COPDだと一部がスカスカの穴開きになったりします。そのため、全体がきれいに収縮しません。きれいなところはギュッと縮んでいるのに、ボロボロになったほうは不均等にしか縮まないのです。すると縮まないところに痰が溜まって、慢性炎症などが起こりやすいのです。これがCOPDです（図2-25）。

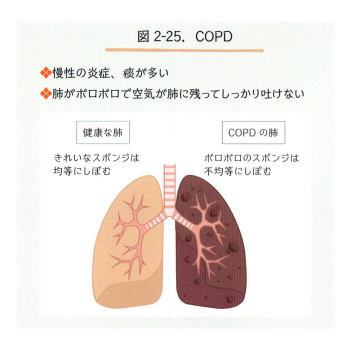

図 2-25. COPD

❖ 慢性の炎症、痰が多い
❖ 肺がボロボロで空気が肺に残ってしっかり吐けない

健康な肺 — きれいなスポンジは均等にしぼむ
COPDの肺 — ボロボロのスポンジは不均等にしぼむ

◯ COPD 1秒率と1秒量で見抜く！

　COPDの患者さんを診断するために、呼吸機能検査という検査が行われています。この検査結果を見ると、「手術後にこの人は危なそう」ということがわかります。

　検査結果の用紙は病院によって違うと思います。図2-26にあるように、いろいろな数値がたくさん書いてありますね。しかし見るのは2つだけでいいです。それは、1秒量と1秒率です。もっと言うと1秒量の1つだけでもいいぐらい。でも今日は、勉強のために1秒率も加えた2つを覚えてください。

図 2-26. 術前の呼吸機能検査　見るのは２つ！

主な測定項目		内容
肺活量	VC	全呼吸気量
%肺活量	%VC	（肺活量 / 予測肺活量）× 100
努力肺活量	FVC	最大努力で得られた肺活量
1秒量	FEV1.0	呼出開始から最初の1秒間に出た呼気量
1秒率	FEV1.0%	FEV1.0 / FVC
%1秒量	%FEV1.0	（1秒量 / 予測1秒量）× 100
ピークフロー	PEF	最大呼出したときの最大流速
フローボリューム曲線		気流と肺活量の関係を図示したもの

❖ 1秒率 < 70% ⇒ COPD 群
❖ 1秒量 < 1.5L ⇒ 痰が出しにくいかも…
　　　　< 1L ⇒ 抜管が難しいかも…

　まず、1秒率について見てみましょう。COPDの診断基準は「1秒率が70％以下」となっています。1秒率とは、息を思い切り吸った後、最初の1秒間で何％の息を吐き出せるか、という数値です。均等なスポンジみたいなきれいな肺だと、最初の1秒間でほとんどの息を出せてしまいます。皆さんも自分でやってみてください。息を思い切り吸って吐いたら、1秒でほとんどの息を出し切れるはずです。それがCOPDの人だと、吐くのに2秒とかかかってきます。これがCOPDの診断基準です。1秒率が70％を切っているとCOPD。ですので、1秒率が低くないかどうかというのを見てもらったらいいかと思います。

　もう1つ、一番重要な指標が1秒量です。1秒量とは、息を思い切り吸って吐いたときの、最初の1秒間で出せる量です。病院で患者さんの

呼吸機能検査を見てみてください。元気な人だと、1秒量は2Lはあるはずです。1秒量が1.5L以下の患者さんは、痰が出しにくくなっているのではないでしょうか。思い切り息を吸って、吐くときの量が少なかったら痰が出なくなります。ですので、1秒量が1.5Lを切ってくると痰が出しにくくなる。これは術後の肺炎などのリスクになると言われています。さらに、1Lを切ると危ないと言われています。1Lを切る患者さんでは、麻酔科の先生から「術後に何かあったら抜管できないかもしれません」と言われたりします。ですので、1.5～1Lの間ぐらいが術後にリスクがある患者さんの目安。呼吸リハとかをしっかりやる必要がある人たちです。これを知っておくことで、リスクを回避して救える患者さんが出てくるはずです。

◯ COPD 術前にできることは早期の禁煙と吸入薬治療

では、リスクが予見されるCOPD患者さんたちに対して何ができるでしょうか（図2-27）。

図2-27. COPD患者さんにできること

- ❖ 禁煙（できるだけ早期から）
- ❖ 未治療のCOPD
    - →吸入薬を開始、改善してから手術
      チオトロピウム（スピリーバ®）、サルメテロール（セレベント®）、サルメテロール・フルチカゾン（アドエア®）など
- ❖ 術前・術後の呼吸筋訓練、深呼吸（方法は決まっていない）

まずは、1時間目（p.5〜）でも言いましたが禁煙ですね。COPDの人は呼吸器科の先生に禁煙しなさいと言われていると思うので、実際のところはすでにタバコをやめていることが多いですが、まだ吸っている人は、できるだけ早くから禁煙をしましょう。

今までにCOPDと診断されていない人もいます。未治療のCOPD患者さんですね。こういう人は、病院で呼吸機能検査をして1秒率が70％を切っていて、この時点で初めてCOPDだと診断されます。この場合は、吸入薬を開始して2週間ぐらいたつと、かなり呼吸機能が改善するということがわかっています。ですので、もし未治療のCOPDがわかったら、手術を2週間ぐらいずらして、吸入薬の効果が出てから手術をしましょう。

整理すると、未治療のCOPDの人がいたら呼吸器科を受診して、禁忌でない限りは吸入薬を開始してもらい、それから手術するほうがいい。例えば未治療のCOPDで1秒量が1.3Lとかで、「この人は痰が出せるのかな？」という人は、吸入薬を開始する。そうしたら1秒量は1.5を超えて1.8とかに上がってきます。この段階で手術に進みます。皆さんも、未治療のCOPDの人がいたら呼吸器科の受診を勧めてもらったらいいと思います。そしたら1秒量が変わります。

あと、リスクのある人で術前・術後の呼吸筋の訓練や深呼吸などをすると、予後が改善するということが言われています（図2-28）。ただ、どの方法にするかというのは決まっていません。ですので、病院ごとに決められた方法で、とりあえず呼吸リハビリの介入をしてもらいたいと思います。

図 2-28. 呼吸訓練に意味はあるのか？

◆コクランのシステマティックレビューで呼吸筋トレーニングが（吸気に負荷をかける）術後肺合併症を減らすことが示された[6]。（2015 年 10 月報告）

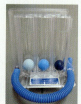

これまでは…
・十分なエビデンスがない
・リスクの高い一部の人で有効
・全患者に行う必要はないのでは？
と言われてきた。

呼吸訓練を行うことの害はほとんどないと思われる。何か予防をしたい人には行うのがよいだろう

❷ 喘息 リスクを回避する 4 つのポイント

次は喘息の患者さんにできることを考えてみましょう（図 2-29）。

図 2-29. 喘息患者さんにできること

◆発作のない安定したときに手術
◆ラテックスなどのアレルギー歴に注意
◆NSAIDs の使用歴があるか確認
　（アスピリン喘息の確認、疼痛コントロールのため）
◆造影剤の使用は原則禁忌

まず、喘息の方に関しては、発作がない安定したときに手術をします。これはわかりやすいですね。

次に、これは看護師さんに非常に助けてもらっているのですが、アレルギー歴がないかの確認です。喘息の方というのはアレルギー素因が多いので、どういうアレルギーがあるかを知っておくことが大切です。ラテックスアレルギーとかは、手術室の看護師さんがチェックしてくれていますが、外来でも聞いてもらっておくのがいいですね。ラテックスは手術のときの手袋とかのゴム製品があるので、ラテックスアレルギーには注意が必要です。

　3つめとして、これも医師はよく忘れるのですが、NSAIDs（エヌセイズ）の使用歴があるかどうかを確認してください。アスピリン喘息という病気があります。これは喘息の中の一部分の人に起こる病気で、NSAIDsとかアスピリンを飲むと喘息発作が誘発されるものです。ですから基本的には、「喘息の人にはNSAIDsはやめたほうがいい」と言われています。ただ、自分でロキソプロフェン（ロキソニン®）を飲んでいる人がよくいます。過去にロキソプロフェンを飲んでいて大丈夫だったら、手術時にNSAIDsを飲んでもらってもいいです。NSAIDsを全く飲んだことがなくて初めて飲むときは、アスピリン喘息というのがあるので、注意が必要です。ですから、過去にNSAIDsを使ったことがあるかどうかを聞いてもらうと、術後の痛み止めを使うときに使いやすくなります。

　あともう1つ、造影剤の使用は原則的に禁忌です。医師も外来のときはだいたい把握しています。外来で検査オーダーをするときは、「この人は喘息だから造影剤は使わない」ということは把握しています。ところが術後に合併症とかが起こってゴタゴタしてきて、緊急で造影CT撮ってとなると、そのことを忘れてしまうことがよくあります。ですからもし皆さんがそういう場面に出くわしたら、ひと言「喘息ですから造影剤はダメですよ」と声をかけてもらえると助かります。

まとめましょう。喘息の方の手術は、喘息が安定しているときに行います。ラテックスをはじめとしたアレルギー歴には注意してください。NSAIDs は基本的に禁忌で、使用歴があったらいい。造影剤は禁忌です。

◯ 肺リスク患者さんの術後について

ということで、肺の話が2つ終わりました。ここからは肺リスクの患者さんの術後のおまじないです（図 2-30）。

> **図 2-30．肺リスク患者さんの術後のおまじない**
>
> ◆輸液は（どちらかというと）少なめで
>   肺水腫傾向で痰が増えるとダメ
> ◆痛み止めはしっかり（咳による痛み、離床のために）
> ◆ギャッチアップ

確固たるエビデンスはないのですが、輸液はどちらかというと少なめのほうがいいと言われています。たぶん呼吸器外科の病棟では、輸液は少なめだと思います。手術のときも少なめです。これは、肺水腫とかになると痰が増えて出にくくなることがあるから。だから輸液は少なめのほうがいいと言われています。

それから、痛み止めはしっかりと入れましょう。もし硬膜外麻酔が入っているのだったら、痛みがなくなるまでしっかりと痛み止めを入れてあげます。

あとは、ギャッチアップをするといいとも言われています。本当におまじないのようなもので、「たぶんこうしたほうがいいかな」と言われていることです。でも最近は褥瘡との兼ね合いがややこしくなってきて

いるので、加減をみながらにしています。

　ちなみに「ギャッチアップ」という言葉ですが、これはもともと、Gatchさんという外科医がつくったベッドに由来する言葉です。ギャッチさんがつくったベッドだからギャッチベッド。英単語として「ギャッチアップ」という言葉があるわけではないです。

　肺の話はこれで終わりです。

> 3時間目

手術患者の
リスクを
洗い出そう
～併存疾患リスク・後編～

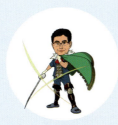

①脳のリスクと介入

3時間目は脳のリスクと介入から始めます。

脳はあまり意識することはないと思いますが、脳梗塞とてんかん、パーキンソン病については知っておいてほしいことがあります。脳のリスクと介入といえば、この3つです（図3-1）。

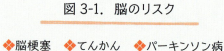

図 3-1．脳のリスク

◆脳梗塞　◆てんかん　◆パーキンソン病

脳梗塞　手術のタイミングと血液サラサラ薬に気をつける

脳梗塞の患者さんにできることとしては、心筋梗塞などと一緒で、脳梗塞が起こった直後の手術は危険なので期間を空けることです（図3-2）。脳梗塞というのは脳血管が一時的にすごく緊急事態になっているので、収縮したり拡張したりという能力が落ちています。麻酔中に血圧が急激に下がったりしたら危険なことになります。だから手術まで期間を空けたほうがいいと言われています。脳梗塞の既往歴については、同じ院内だとわかりやすいですね。でも、他院で診てもらっていた患者さんだとわかりにくいかもしれない。このあたりはしっかりとした聞き取りが大切です。

それから薬、具体的には抗血小板薬と抗凝固薬の管理をしっかり行う

ことです（図3-2）。これらの薬については2時間目で出てきました（p.31〜）。脳梗塞のときも、脳血管性の梗塞、すなわち脳血管が細くなって詰まる人の場合はアスピリンなどの抗血小板薬を使用していると思います。一方、心房細動由来の脳梗塞の場合はワルファリンなどの抗凝固薬を使用していると思います。血液サラサラの薬のときにもお話ししましたが、動脈系か静脈系のどちらなのかということを知っておくことが大切です。

あと、一応知っておいてほしいこととしては、周術期、つまり手術を受けたときの脳梗塞の発症についてです。脳梗塞は、術中よりも術後のほうが起こりやすいです。中央値が2日ということなので、術翌日ぐらいが起こりやすいとされています。発見しにくい時期なので、左右差がある神経症状、例えば右手が動きにくいようだったら、「術中の体位のせいかなぁ？」と思ったりするかもしれません。でも、脳梗塞のリスクのある人の場合は、「2日目に起こりやすいと言われているし、もしかしたら脳梗塞？」と、少し注意をしてください（図3-2）。

図3-2. 脳梗塞の患者さんにできること

- 脳梗塞直後の手術は避け、1〜3カ月は空ける
- 抗血小板薬、抗凝固薬の管理をしっかり行う

周術期の脳梗塞
・発症時期：術中16％、術後84％（中央値2日）
　発見しにくい期間だが、しっかり観察！

てんかん　抗てんかん薬と発作に注意

てんかん患者さんと聞くとあまり関係ないと思うかもしれませんが、

脳梗塞患者さんのなかには抗てんかん薬を飲んでいる人が結構います。代表的な抗てんかん薬はバルプロ酸ナトリウム（デパケン®、セレニカ®R、バレリン®）、フェニトイン（アレビアチン®）、フェノバルビタール（フェノバール®）などですので、こういった薬を飲んでいる人がいたら注意してください。医師はこれをよく忘れます（図 3-3）。

図 3-3. 主な抗てんかん薬

- バルプロ酸ナトリウム（デパケン®、セレニカ®R、バレリン®）
- フェニトイン（アレビアチン®）
- フェノバルビタール（フェノバール®）

注意
- 手術の際も服用を継続する
- 経口不可なら静注薬に変更する（アレビアチン®、ホストイン®〔ホスフェニトイン〕、フェノバール® など）

混ぜない

　抗てんかん薬は、休薬してはいけません。勝手にやめて血中濃度が下がってくると、手術の後にけいれんが起こってしまいます。経口が不可なら注射薬に替えないとダメです。抗てんかん薬は注射に変更することが基本です。

　抗てんかん薬の注射薬のなかで注意が必要なのは、アレビアチン®です。使いやすさや値段の関係で、アレビアチン®の点滴はよく利用されます。神経内科なり脳外科なりで再診してもらうと、「手術前後はアレビアチン®を点滴しておいてください」という指示が出ることが多いかもしれません。皆さんのなかにも、使ったことがある方は多いと思います。そこで注意点ですが、アレビアチン®は、絶対に混ぜたらダメです。ほかの薬と混ぜた瞬間に結晶ができて詰まってしまいます（図 3-3）。

ですので、面倒くさいですけれども、全部、生食でフラッシュしてから使います。混ぜるとたぶん、一瞬でカチカチになると思います。

あと、術後の管理としては、てんかん発作がもし起こったら見逃さないことです。

◯ パーキンソン病 薬は急に止めない

パーキンソン病の薬には**図3-4**などがありますが、これらの薬は急に止めてはいけません。急に止めると、発熱、筋強剛、意識障害など、悪性症候群に似た症状（PHS）を起こしてしまう可能性があります。術前から、神経内科に相談して、注射薬やパッチ製剤に変更してもらいましょう。

図3-4．主なパーキンソン病治療薬

- ❖ レボドパ・カルビドパ（メネシット®、ネオドパストン®）
- ❖ レボドパ・ベンセラジド（マドパー®）
- ❖ カベルゴリン（カバサール®）
- ❖ ブロモクリプチン（パーロデル®）

注意
- 急に止めるとPHSを発症
  PHS：Parkinsonism-hyperpyrexia syndrome
  症状…発熱、筋強剛、自律神経症状、意識の変容、高creatine kinase（CK）血症
- 経口不可なら静注薬・パッチ製剤に変更（神経内科にコンサルト）

以上が脳のリスクに関することです。脳に関しては、観察をしっかりしてもらうことと、てんかん・パーキンソン病の薬に注意することが大切です。

②腎臓のリスクと介入

　次は腎臓の話です。「腎臓が悪い人の周術期で注意することは？」と聞くと、皆さん透析患者さんの手術などを考えますよね。普通と違うのでもちろん、注意すると思います。

　実はもう1つ注意してもらいたいのは、慢性の腎臓病（CKD）です。CKDは最近、日本腎臓病学会からガイドライン[1]も出てきていて、透析まではいかないけれども、普通よりも腎機能が悪い人をなるべく早く診断して見つけて、予後を良くしようということで注目されています。これもインターネットで見られます。

○ クレアチニンクリアランスが60を切る人は要注意

　CKD、すなわち腎機能が悪くて注意が要るのはどういう人かというと、基本的にクレアチニンクリアランスが60を切る人です（図3-5）。

図3-5．CKDの定義

$$GFR < 60mL/分/1.73m^2$$
≒クレアチニンクリアランス（CCr） < 60

◆クレアチニン（Cr）での目安（CKDの可能性が出てくる値）
・男性（60kg）：50歳< 1.2、60歳< 1.1、70歳< 0.95、80歳< 0.85
・女性（50kg）：50歳< 0.9、60歳< 0.8、70歳< 0.7、80歳< 0.6

採血検査などでクレアチニンクリアランスが計算されるのですが、この数値が60を切ると少し注意したほうがいいと言われています。大ざっぱな目安でいくと、体重60kgの男性が70歳を過ぎると、クレアチニンが0.95でもCKDになってしまいます。注意して見ると割とCKDにあてはまる人はいると思います。腎機能の少し悪い人がいたらCKDじゃないかどうか注意しましょう。

◯ CKDの疼痛コントロール

先ほどのガイドラインを見ると「NSAIDsはCKDにあまり良くないと思われるので、やめたほうがいい」ということが書かれています。なので、可能なら疼痛コントロールをするときはNSAIDsはやめたほうがいいです（図3-6）。鎮痛薬ではアセトアミノフェンは影響が少ないと言われています。ですので、使うならアセリオ®とかカロナール®を優先したほうがいいかなと思います。カロナール®も小さいのは200mgですが、大きいのは500mgなので、大きいほうを飲めばそれなりにしっかり効きます。

図3-6. CKDの術後の疼痛コントロール

◆ NSAIDsは控える
ロキソプロフェン（ロキソニン®）、ジクロフェナク（ボルタレン®）、インドメタシン（インダシン®）、フルルビプロフェン（ロピオン®静注）

◆ アセトアミノフェンは影響が少ない
カロナール®、アンヒバ®、アセリオ®静注液

◯ CKD 造影剤を使用するときは前後半日の輸液を忘れずに

造影剤の使用についてです。

ガイドラインには、造影CTは造影剤腎症の発症を介してCKDの進展に影響を及ぼすと書いてあるので、一応注意はしておいてください。また、造影剤を使う前後の半日、輸液をすると腎障害が予防されるというのが推奨グレードAになっています（図3-7）。これも医師はよく忘れやすいので、「腎機能が悪そうなので、輸液追加しますか？」と言ってもらうと助かります。

> 図3-7. CKDで造影剤を使うとき
>
> 造影前後6〜12時間は生理食塩水1 mL/kg/hで輸液

◯ CKDの術後はカリウムが増加

それからカリウムです。人間の細胞というのは、細胞の中にカリウムがたくさんあります。細胞の外はカリウムは少ないです。血液は細胞の外にある液体ですが、採血検査で見てもらったら、ナトリウムが130入っていて、カリウムが4とか5とかだったりします。ですので、外はナトリウムが多くてカリウムが少ないですけれども、細胞の中は反対にカリウムがすごく多いです（図3-8）。

ですから、手術で細胞が破壊されると、術後のカリウムが上がりやすくなります。元気な人はカリウムが排泄されるのですが、腎機能が弱い人はカリウム値が上がりやすくなる。そこで、術後はカリウムフリーの輸液をしたほうがいいと言われています（図3-9）。

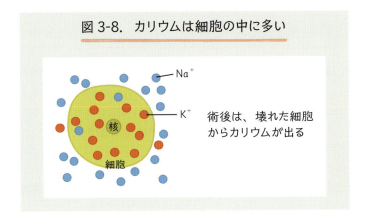

図 3-8. カリウムは細胞の中に多い

術後は、壊れた細胞からカリウムが出る

図 3-9. CKD：術後の輸液はカリウムフリー

維持液	術後回復液 =維持液−カリウム	開始液 （カリウムフリー）
ソリタ®-T3、 ソルデム®3、〜3液	ソリタ®-T4、ソルデム®6、KN4号®	ソリタ®-T1

（画像提供：陽進堂）

　ソリタ®-T3というのが3号液で一般的なもので、ここからカリウムを抜くと4号液です。1号液もカリウムフリーです。4号液には術後回復液という名前がついています。CKD患者では術後に上がりやすいカリウムをはじめから抜いていくという意味で、術後回復液である4号液が使われたりします。このように、カリウムは少し気にしてください。

◯ CKD では薬剤投与に注意

CKD では投与の際に注意が必要な薬剤があります（図 3-10）。

図 3-10．CKD：注意が必要な薬剤

- ❖ **NSAIDs**：使用しない
- ❖ **抗菌薬**：セフェム系（第 1～4 世代、カルバペネム）は投与回数を減らす
- ❖ **制酸薬**：PPI（オメプラゾール〔オメプラール® 注〕）は OK、H_2 ブロッカーは量または回数を減らす（ファモチジン〔ガスター®〕、ラニチジン〔ザンタック®〕、シメチジン〔タガメット®〕など）
- ❖ **酸化マグネシウム**：使用注意

　薬剤に関しては先ほども言いましたけれども、NSAIDs は使いません。それから抗菌薬は回数を減らしたほうがいいことがわかっています。

　制酸薬は術後は要らないことが多いのですが、どうしても使いたいときは注意が必要です。まず、オメプラゾール（オメプラール®）などのプロトンポンプ阻害薬（PPI）は回数を減らさなくても OK。ファモチジン（ガスター®）やラニチジン（ザンタック®）、シメチジン（タガメット®）といった H_2 ブロッカーは回数を減らさないといけません。制酸薬を使うなら回数を気にする。このことを覚えておいてください。

　それから、緩下剤である酸化マグネシウムは、腎臓が悪い人の場合はマグネシウムの血中濃度が上がることがあるとニュースや新聞で最近言われています。そのため、患者さんが気にされていることもあります。「私は大丈夫でしょうか？」と尋ねられたりすることがあるので、一応

知っておいてください。酸化マグネシウムを使用しているとCKDの人は血中のマグネシウム濃度が上がりやすくなります。

○抗菌薬は、平常時から1日あたり1回減

　抗菌薬の投与間隔は病院によって違うと思いますが、感染症科の先生がいる病院だと、たぶん抗菌薬は1日3回投与していると思います。CKDの範ちゅうに入る患者さんの場合は、回数を1回減らします（図3-11）。

　セファゾリンのように8時間ごとに投与する薬だと、12時間ごとに変えるのです。よく使う薬としてはセフメタゾールがありますね。これも通常は8時間ごとなので、12時間ごとに変える。アンピシリン・スルバクタムは標準は4回投与なので、CKDの患者さんに対しては3回に減らす。このように、とりあえず抗菌薬は1回減らすという対処が必要です。あと、バンコマイシンを使うのだったら、普通よりも熱心に血中濃度を測定してください。最近は薬剤師さんがパソコンのソフトで血中濃度を計算してくれるので、相談するのがいいかなと思います。

図3-11. CKD：抗菌薬の投与回数

❖ セファゾリン（セファメジン®）、セフメタゾール
　　通常：8時間ごと → CKD：12時間ごと
❖ アンピシリン・スルバクタム（ユナシン®-S）
　　通常：6時間ごと → CKD：8時間ごと
❖ バンコマイシン
　　血中濃度測定必要

③肝臓のリスクと介入

肝臓が悪くても手術はできる？

　肝臓が悪い人の場合、腹水がたまっていたり凝固機能が悪くなったり、黄疸があったり血小板減少があったりすると思います。見た目は**図3-12**のような感じで、おなかに静脈が浮き出ていたりとか、手が赤くなったりとか、胸などに赤い斑点ができていたりします。ここまでいくと手術はたぶんできません。手術の対象になるのはここにいくまでぐらいの人です。

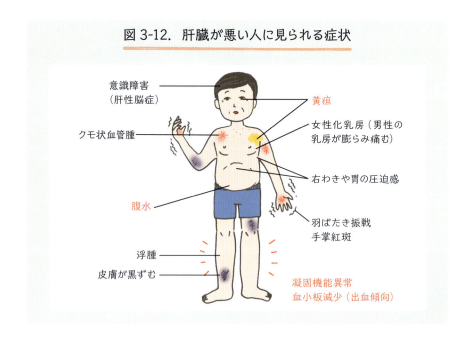

図3-12. 肝臓が悪い人に見られる症状

◎ 外科医が使っている「肝障害度の分類」

じゃあ、どれくらいの人なら手術ができるかということですが、外科医が手術のときに使う分類として「肝障害度の分類」というものがあります（図3-13）。カルテを見ると、肝臓の先生がよく使っているのではないでしょうか。

図 3-13．肝障害度分類

	A	B	C
腹水	ない	治療効果あり	治療効果少ない
血清ビリルビン値（mg/dL）	2.0 未満	2.0〜3.0	3.0 超
血清アルブミン値（g/dL）	3.5 超	3.0〜3.5	3.0 未満
ICG R15（%）	15 未満	15〜40	40 超
凝固検査　PT 値（%）	80 超	50〜80	50 未満

（文献 2 より引用）

判定：2項目以上が当てはまる、かつ悪いほう（良い A → B → C 悪い）

C は手術きびしい、B は手術要注意

まず、腹水があるかないかを ABC でランク付けします。A が良くて C が悪いです。腹水以外には、ビリルビンやアルブミン、ICG 検査、それから凝固機能がチェック項目です。これらの項目で ABC のランク付けをして、2つあるランクが最終的なランキングとなります。どういうことかというと、例えば腹水は A だけれども、ビリルビンは C、アルブミンは C、ICG が B だとします。すると、2つあるのは C です。よって、この人は C 判定になる。このように ABC でランキングを付けます。

手術できるかの判断ですが、簡単に言うとCの人の手術は難しいです。Aの人は普通に近い手術ができます。Bの人はやはり少し注意しないといけません。

⭕ 肝機能を測るICG検査

先ほどの肝障害の分類の中で出てきたICG検査というのは何でしょう？　これは病院によっては看護師さんが担当されているかもしれません。まず、緑色の色素を注射します。そして、5分後、10分後、15分後とストップウオッチで測りながら採血をします。そうするとこの緑色の色素は肝臓で代謝されるので、肝機能が良ければどんどん血中からなくなっていきます。肝臓が悪かったらいつまでも血中に残ります。こうすることで肝臓の機能を測るのがICG検査です（**図3-14**）。

図3-14. ICG検査

❖ICG＝インドシアニングリーン、緑色の色素
　肝臓の機能が悪いほど、血中に薬剤が長く残る。

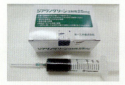

❖ICGを片方の腕から注射し、5、10、15分後に反対側の腕で採血して、どれだけ残っているかを見る。
❖ICG R15は15分後に何％残っているかを表す。

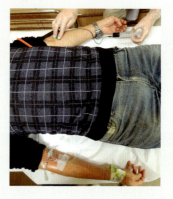

この検査で、15分たった時点で注射した色素の15%未満しか残っていないなら、肝臓の機能はすごくいいと判断できます。15分たってもまだ半分ぐらい色素が残っているときは、肝臓の機能がだいぶ悪いということです。ICG検査は外来で行うこともありますので、知っておくとよいでしょう。

● もう1つのリスク指標「Child-Pugh分類」

　もう1つ、Child-Pugh（チャイルド ピュー）分類というものがあります（図3-15）。先ほどの肝障害の分類は日本独自のものですが、こちらは世界共通のものです。両方使うと少しややこしくなるかもしれませんが、内容はほぼ一緒です。腹水があるかどうかとか、ビリルビン、アルブミン、凝固検査などがチェック項目になっています。そして、それぞれをABCでランク付けして、Cだったら手術は難しい、Bだったら手術は要注意と考えます。

図3-15. Child-Pugh分類

	1点	2点	3点
脳症	ない	軽度	ときどき昏睡
腹水	ない	少量	中等量
血清ビリルビン値（mg/dL）	2.0未満	2.0〜3.0	3.0超
血清アルブミン値（g/dL）	3.5超	2.8〜3.5	2.8未満
凝固検査　PT値（%）	70超	40〜70	40未満

Grade A：5〜6点
Grade B：7〜9点
Grade C：10〜15点

Cは手術きびしい、Bは手術要注意

3時間目　手術患者のリスクを洗い出そう〜併存疾患リスク・後編〜

◯ 最重要！　血小板数は5万が境目

　肝臓の機能が悪い人で最も注意が必要なのは血小板の数値です。肝機能が悪い人の血小板の数値は下がっています。どれぐらいかというと、普通の人は血小板は15万以上あります。肝硬変の人だと10万ぐらい。手術にいける血小板数は5万と言われています。5万なかったら手術を延期するか、血小板輸血をしてから手術を行います。5万以上あれば手術が可能という感じです（図3-16）。ですので肝臓が悪い人がいたら、血小板が5万以上あるかどうかを注意してください。ぎりぎりの人を手術するときは、手術日の朝一番で採血をして、5万あったらそのまま手術に行く。なかったら輸血してから手術をします。10万あったらまず問題ないです。

図3-16．肝機能低下患者さんの手術の判断

❖血小板数を確認！　肝硬変患者は、血小板が減っている。
❖血小板はいくらあればよいでしょう？
　・血小板数5万以上で手術へGO！
　・5万未満なら、血小板を輸血して手術 or 延期

④糖尿病のリスクと介入

◯ 血糖コントロールと全身の臓器合併症に要注意

　次は糖尿病の話です。糖尿病の人もやはり合併症が起こることがあり

ます。糖尿病の患者さんに対してできることですけれども、皆さんが一番気を使ってやっていることとしては、血糖コントロールがあると思います。あと注意しないといけないこととしては、全身の臓器合併症があります。感染も起こりやすいから要注意です。糖尿病の管理が悪いと血管が詰まりやすくなったりとか、血流が悪くなったりするので、感染症が起こりやすいです。また、糖尿病性網膜症が未治療の場合、手術で悪くなることもあります。ですので、目のことも少し気に掛けてください（図 3-17）。

> 図 3-17. 糖尿病合併症を起こさないために
> ◆血糖コントロール
> ◆全身の臓器合併症、感染合併症、網膜症（手術で増悪の可能性）に注意

◯ 血糖値は 200mg/dL 以下をキープする

血糖値の目標はどれくらいでしょう？　少し前は、ICU などを中心に 140mg/dL ぐらいを目標に厳密なコントロールをすべきと言われたこともありました。でも最近では、術前・術後ともに 200mg/dL 以下をキープすることになっています（図 3-18）。それ以上に下げる必要はないです。糖尿病学会のコントロールの目安だと、食後血糖が 200mg/dL までぐらい。術後は輸液していて食べていないのと一緒なので、200mg/dL 以下だったらいいかなということです。ですので、それほど厳密にコントロールしなくてもかまいません。

図 3-18. 日本糖尿病学会の術前血糖コントロール目安

空腹時血糖	100〜140mg/dL
食後血糖	160〜200mg/dL
尿ケトン体	陰性
尿糖	1＋以下、または尿糖排泄量が 1 日の糖質摂取量の 10％以下

HbA1c の目標値は 7.0％未満

手術前の HbA1c について考えてみましょう。

術前であっても「日常の糖尿病の治療の目標は 7.0％未満にしましょう」という基準を満たすことができれば、全然問題ないです。

手術に関していうと、HbA1c の適正値は実は決まっていません。決まっているのは、周術期は血糖値を 200mg/dL 以下に保ちましょうということです。ですので、HbA1c の明らかな目標というのはないのですが、日常の糖尿病のコントロール目標は 7.0％未満なので、例えば HbA1c が 8.5％とかだと、治療をしてから手術に行くことは現実には多いと思います。しかし HbA1c の目標値にエビデンスはないので、重要なのは、周術期に血糖を 200mg/dL 以下に保つということになります。

周術期はインスリンで対応

周術期の糖尿病のコントロールの基本は、内服薬を休止し、急性期はインスリンで対応することです。糖尿病の内服薬は、SU 剤（スルホニル尿素薬）は半減期が長くて手術中に低血糖になる可能性があったり、メトホルミンはアシドーシスが生じる可能性があったり、チアゾリジン

系薬は体液貯留傾向があったりなどするためです。手術のときは、糖尿病薬は休止して、インスリンで対応するのが基本と覚えておきましょう（図 3-19）。

> **図 3-19. 周術期の糖尿病薬**
>
> すべての糖尿病薬を休薬し、インスリンに変更
>
> ◆ 軽度の糖尿病なら、周術期のみインスリン療法
> ◆ 重度の糖尿病なら、術前より内服薬を中止しインスリンの量を調節して手術
>
> 理由　SU 剤：半減期が長い
> 　　　メトホルミン：アシドーシスが生じる可能性あり
> 　　　チアゾリジン系薬：体液貯留傾向など

◯ 造影 CT は要注意！ビグアナイド系薬では造影剤は禁忌

ほかに糖尿病患者さんで注意しないといけないのが、造影剤です。このへんは皆さんも日頃から注意されていることかもしれませんね。

改めて説明しますと、糖尿病の患者さんの中には、ビグアナイド系の糖尿病薬を飲まれている方がいます。この薬を飲んでいる人は造影 CT をしないことが決まりです。というか禁忌です。もし造影 CT をしてしまうと、アシドーシスが起こることがあります。特に腎臓が悪くてビグアナイド系の薬を飲んでいるとアシドーシスが起こりやすくなるので、注意が必要とされています。休薬期間は撮影の前後 2 日間です（図 3-20）。

対象となる薬は日本医学放射線学会のホームページで見ることができます（図 3-21）。頻繁に更新されて新しいものが加わっているので、ち

ょっと気をつけておきましょう。

図 3-20. ビグアナイド系糖尿病薬は造影 CT に注意！

> メトホルミン（メトグルコ®、グリコラン®）
> ピオグリタゾン・メトホルミン（メタクト®）
> ブホルミン（ジベトス®、ジベトン®）　など

◆乳酸アシドーシスを起こすことがある
◆CKD（慢性腎臓病）患者は要注意
◆前後 2 日間 休薬して撮影

図 3-21．ビグアナイド系糖尿病薬のポスター

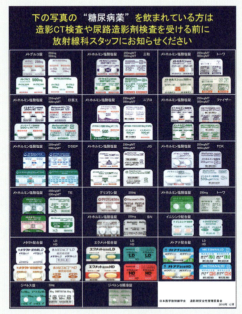

（文献 3 より転載）

⑤内分泌のリスクと介入

次に、内分泌のリスクと介入です。内分泌はあまり気にしたことがないかもしれません。でも、見逃すと時々インシデントが起こるので、注意してください。内分泌に関係する臓器はいろいろありますけれども、注意するのは甲状腺、副甲状腺、副腎皮質ホルモン（ステロイド）の3つです。これをしっかり知っておいてもらいたいと思います（図 3-22）。

図 3-22．内分泌に関する 3 つのリスク

❖甲状腺　❖副甲状腺
❖副腎皮質ホルモン

甲状腺機能亢進症はコントロールしてから手術

まずは甲状腺です。有名なサッカー選手の眼が突出してきていて一時期話題になったのが、甲状腺機能亢進症ですね。甲状腺機能が亢進していると、心拍が早く血圧も高く、発汗もあって、常に身体が必死に運動しているような状態になっているのです（図 3-23）。

このような状態でさらに手術の侵襲で追い打ちをかけると、一気に甲状腺ホルモンが大量に出される、クリーゼという生命に関わる危険な状態になってしまいます。ですので、甲状腺機能が亢進しているときは、術前にコントロールをしてから手術をすることが必要です。

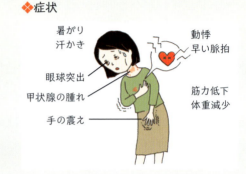

図 3-23. 甲状腺機能亢進症

甲状腺機能亢進症を無治療で手術すると…

↓

甲状腺クリーゼ
甲状腺ホルモンが一気に出て代謝が破綻し、臓器機能不全になる（生命にかかわる）

◆症状
- 暑がり
- 汗かき
- 眼球突出
- 甲状腺の腫れ
- 手の震え
- 動悸
- 早い脈拍
- 筋力低下
- 体重減少

甲状腺機能低下症：レボチロキシンの休薬は問題なし

　次は、反対に機能が低下しているときです。甲状腺機能低下症でチラーヂン®Sを飲んでいる方はよく見かけると思います。チラーヂン®Sというのはレボチロキシンで甲状腺ホルモンです。甲状腺機能低下症になると眉毛が薄くなり、徐脈になって、活気がなくなってという症状が出ます（図 3-24）。これを抑えるのが甲状腺ホルモンであるレボチロキシンです。

　じゃあ、手術のときにレボチロキシンを止めるとどうなるかというと、実はちょっと休薬したくらいでは甲状腺機能低下症の影響は出てきません。数日程度やめたところで別にどうということはないです。ですので、一時的に中断しても問題はないです。1週間以上といった長期の中断になるときは座薬などでレボチロキシンを補充したほうがいいですけれども、1週間以内とかだとやめたところで全然どうということはありません。

　甲状腺について知っておくべきなのはこれぐらいです。

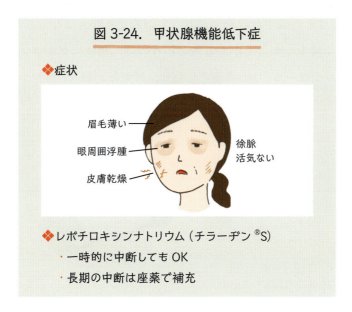

副甲状腺：カルシウム不足に注意！

　忘れやすくて注意しないといけないのは、副甲状腺です。副甲状腺というのは、カルシウムを調整する器官です。ですから甲状腺の手術のときなどに、甲状腺のそばにある副甲状腺も一緒に全部取ってしまうと、術後にカルシウムが不足してしまうということが起こります。たぶん耳鼻科の病棟ではやっていると思いますけれども、手術で副甲状腺を取ったらカルシウムの点滴をしますよね。ところがほかの病棟に行くと、これを忘れがちなんです。

　じゃあ、カルシウムが下がるとどうなるかというと、テタニーになります。運がよければ血圧を測ろうとしたときに手がつったような状態に気づくことができます。このときに対処できればよいですが、カルシウムがより低くなると、全身がつったような感じになってしまいます（図

3-25)。ですから副甲状腺を全部取っているような人はもちろんのこと、甲状腺の手術をしたことがある人というのは、術後にグルコン酸カルシウム（カルチコール®）の点滴をしたり、ビタミンD（アルファロール®）や乳酸カルシウムを飲んだりということが必要になります。

図 3-25. 副甲状腺を全部切り取ってしまうと

副甲状腺全切除
↓
カルシウム低下
↓
術後、カルシウムを補充

テタニー

　実際のところ、副甲状腺だけを取るという病気はあまりありません。手術で甲状腺を全部取っているような人のときには要注意です。こういう人では、副甲状腺、そしてカルシウムがどうなっているかを気にしてください。アルファロール®や乳酸カルシウムを飲んでいるような人は手術のときに注意が必要ですので、耳鼻科の先生か主治医に言ってもらったらいいかと思います。テタニーを発見するのはたぶん看護師さんが一番早いですよね。

○ 副腎皮質ホルモン＝ステロイドは身を守る

　内分泌リスクのなかで一番注意しないといけないのは、副腎皮質ホルモン（ステロイド）です。ステロイドというのはどういうはたらきをしているかというと、人間の身体を戦闘態勢にします（図 3-26）。例えば

怖いものとかを見たら脳から副腎に指令が出て、副腎皮質ホルモンがバーッと出ます。こうやって戦闘態勢、すなわち体が活性化された状態になるのです。このホルモンなしに人間は生きていくことはできません。

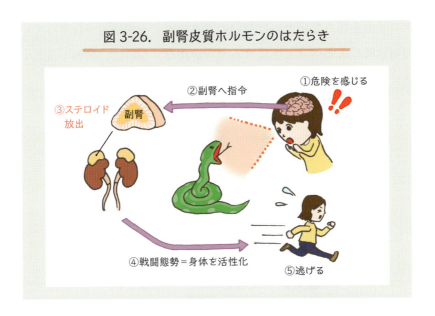

図3-26. 副腎皮質ホルモンのはたらき

ステロイド服用していると副腎がなまって生命の危機に！？

では手術のときに何に注意しないといけないかというと、患者さんがステロイドのホルモンを治療薬として飲んでいる場合です。具体的にはプレドニゾロン（プレドニン®）とかメチルプレドニゾロン（メドロール®）、デキサメタゾン（デカドロン®）などを飲んでいる場合です。これらのステロイド薬を飲んでいると、自分の副腎がなまってしまいます。プレドニゾロンやメチルプレドニゾロン、デキサメタゾンといったこのへんのお薬は、1錠のホルモン量が人間が1日につくっているホルモン

の量と一緒です。ですので、その1錠を飲んでいると副腎は1日分の仕事をしなくなって、なまってしまうのです。

　手術のときというのは、人間の体は戦闘態勢に入ります。おなかを切られたりいろいろされるので、戦闘態勢に入らないといけない。つまり、ステロイドを出さないといけないのです。ところが副腎がなまっていると戦闘態勢に入るべきときにホルモンが出なくなって、副腎不全という状態になってしまいます（図 3-27）。

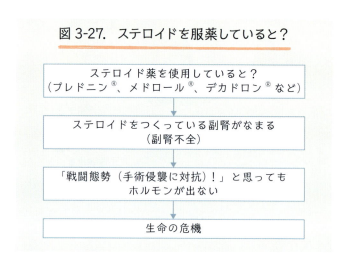

図 3-27．ステロイドを服薬していると？

　そうすると、本当にひどい場合は生命の危機に陥ります。生きていこうとするホルモンが足りなくなって、血糖値とかも上がらなくなります。昇圧薬を打っても血圧が上がらなくなります。こんな状態は見たくないですよね。でも、副腎がなまるとそういうことが起こりうる。だからステロイドを飲んでいる人がいると、注意をしてもらったほうがいいです。この薬を飲んでいるときは、相対的な副腎不全といって副腎がなまっているので、手術のとき大変になってしまいます。

◯ 手術の際は、ステロイドは注射に切り替える

　じゃあどうするのかというと、注射でステロイドホルモンを余分に足してあげるのです。ステロイドを飲んでいる人で注射に切り替わっていない患者さんに皆さんが出会ったら、絶対に医師に言ってください。場合によっては切り替えが必要ないこともあるのですが、必要なのに切り替わっていなかったらとんでもないことになります。ですからもし、ステロイドを飲んでいる人を発見して注射薬に替わっていなかったら、絶対に主治医に聞いてみてください。

◯ アレルギー薬セレスタミン®を見落とすな！

　ステロイドに関しておまけの話をしておきます。最近は花粉症の人が増えてきていますね。開業医の先生によっては、花粉症のアレルギー薬としてセレスタミン®（d-クロルフェニラミン・ベタメタゾン配合）というお薬を出していることがあります。大きな病院ではこの薬を出すことはあまりありません。皆さんの中にも、セレスタミン®を飲んでいる人や、「聞いたことある」という人がいるかもしれませんね。

　さて、そのセレスタミン®ですが、d-クロルフェニラミン（ポララミン®）という眠たくなる抗アレルギーのお薬に加えて、ステロイドが入っています。そして、このステロイドがまあまあきついです。ですからセレスタミン®を1日に朝晩、出された通りに飲んでいると副腎がなまります。それぐらいステロイドが入っているのです。ということで、「アレルギーによく効くお薬をもらっている」と言う患者さんには要注意。知らず知らずのうちにステロイドを飲んでいることがあるのです。セレスタミン®というお薬は注意が必要なので気にするようにしてください。

🟠 おまけ 女性ホルモン薬は長い休薬期間が必要!

　内分泌のおまけです。女性ホルモンの入った薬、ピルとか、更年期障害の薬とかですね。これらは、血栓ができやすいって聞いたことがありますよね。実は手術前は4週間休薬するのが良いとされています（図3-28）。忘れると、手術をかなり延期しないといけなくなるので、ピルについても要注意です。

図 3-28. 女性ホルモン薬の休薬期間

種類		商品名	休薬期間
エストロゲン類		プレマリン	術前4週間
エストロゲン+プロゲステロン合剤		ヤーズ配合錠 ルナベル配合錠	術前4週間 術後2週間
	低用量ピル 避妊薬	シンフェーズ アンジュ トリキュラー マーベロン	
プロゲステロン類		ヒスロンH プロゲストン	術後1カ月

🟠 復習 内分泌のリスクと介入

　ここまでの話を整理しましょう。術前の内分泌に関しては、甲状腺よりも副甲状腺のほうに注意が必要です。副甲状腺は切除してしまうとカルシウムが下がります。

　副腎皮質ホルモン（ステロイド）に関してはプレドニゾロン、メチル

プレドニゾロン、デキサメタゾンとかを飲んでいたら注意が必要です。加えて、d-クロルフェニラミン・ベタメタゾン配合（セレスタミン®）にも注意してください。花粉症などのアレルギーの人の中にはこの薬を飲んでいる人が結構いますが、ステロイドが入っているので、注意が必要です。

⑥その他のリスクと介入

手術前日はシャワーで洗いにくい場所をしっかり洗う

ここからは軽く触れるだけにしておきましょう。

手術前は、少なくとも前日にシャワーで清潔にしてもらったほうがいいです。おへその中とか巨大ヘルニアとか、股の間といった洗いにくいところはしっかりと洗っておきましょう。クロルヘキシジンとかヒビテン®シャワーといった消毒薬によるシャワーを行う病院もあるのですが、効果ははっきりとは証明されていません。ですので、普通のシャワーを浴びてもらったらいいです。

注意する場所としては、おへその中とか皮膚のしわ、陰嚢などの洗いにくい場所です。こういった場所はしっかり洗う。消毒薬というのは基本的に、接触しているところだけの菌がやられていきます。ですから例えば、おへその中に垢がたまったら、消毒しても表面しか消毒されません。そこで基本的には、せっけんなどで、目に見えるゴミをしっかり取り除いておいてもらうことが重要です。

剃毛はさすがにもうしないですよね。基本的に、院内にT字カミソリなどの刃物はないことが望ましいです。必要なときはバリカンを使い、必要なところだけを除毛するのがいいかと思います。また、最近のガイドラインでは、除毛クリームも使わない方がよいとされています（**図3-29**）。術前のリスクの話はこういうところでした。

図3-29. 剃毛はしない

- 剃毛は目に見えない傷が増える（感染の原因）
- 必要があれば、サージカルクリッパーで執刀直前にカット
- 除毛クリームも推奨されていない（WHO SSI予防ガイドライン）

◯ 肺塞栓・深部静脈血栓症（DVT）の予防

術前のリスクの話の最後に血栓予防の話をしましょう。2018年に日本循環器学会のガイドラインが改訂されたので、一度目を通してみるとよいと思いますが、中リスク以上では弾性ストッキングか間欠的空気圧迫法、高リスクでは間欠的空気圧迫法か抗凝固療法と、何らかの予防対策をしなければいけないとされています[4]。対策を忘れて肺塞栓を発症してしまったら取り返しがつかないので、十分に注意しましょう。

まとめ　術前リスクについてのおさらい

　術前のリスクについて復習しておきましょう。1時間目の最初に、こういう患者さんが来たときの話をしました（図3-30）。70歳の男性で黒色便、胃カメラで胃癌が見つかって手術予定です。おさらいしていきましょう。

図3-30. 患者情報（再掲）

- ◆症例：70歳、男性
- ◆主訴：黒色便
- ◆現病歴：黒色便の精査のため胃カメラ施行
　　　　　3型進行胃癌の診断で幽門側胃切除予定
- ◆既往歴：狭心症（ステント治療）、COPD、糖尿病
- ◆身体所見：肥満
- ◆内服薬：血液をサラサラにする薬、アレルギー薬
- ◆喫煙・飲酒：20本/日×50年、ビール1本/日
- ◆薬剤アレルギー：なし

　既往歴として「狭心症で治療をしています」と言われたら、ステントを思い出しましょう。2種類ありましたね。薬が出るものと薬が出ないものです。ここをしっかりと聞かないといけません。薬が出るほう、すなわちDESというステントだと、抗血小板薬を急に止めたらダメでした。
　COPDがあったら禁煙してもらわないといけません。でももし、未治療だったら薬を吸入してから手術します。COPDを見つけるには呼

吸機能検査をします。チェック項目がたくさんあって面倒に思えましたが、実は大切なのは1項目だけ。1秒量だけを見ればいいです。1秒量が1.5Lを切っていたら痰が出にくい。1Lを切っていたら手術はかなり注意が必要です。

糖尿に関しては血糖値が200mg/dL以下を維持していればいいです。あとは心臓が悪いかどうかは、階段を上れるかを聞いてもらう。それができれば基本的には手術はOKです。肥満に関しては痩せてもらうのが一番です。

血液をサラサラにする薬は、血小板のものと凝固因子のものと2種類ありました。2種類の違いを知っておくことと、ヘパリンに替えるのはどちらかということを知っておくことが大切でした。ヘパリンに替えるのは、同じ薬効のほうだから凝固因子の薬ですね。血小板のほうは薬効が違うので、切り替えたとしてもおまじないです。ただ、DESというステント、すなわち薬が出てくるステントのほうはおまじないといえどもしておいたほうがいいので、そのときはヘパリンに切り替えます。

内服のところになぜアレルギー薬と書いてあるかというと、d-クロルフェニラミン・ベタメタゾン配合（セレスタミン®）という強力な薬が処方されていることがあるからです。ステロイドに関しては、セレスタミン®に要注意だということを知っておく必要がありました。

タバコはやめてもらわないといけません。ビールは多少だったらやめる必要なし。でも、思い切り飲んでいたらアルコール離脱症で禁断症状が出る可能性があるから注意しましょう。

手術を控えた患者さんを担当したときに、こういったことをリスクとしてピックアップできるようになってもらえたらと思います。以上が、術前のひと通りの話です。

> 4時間目

術後の バイタルサイン・ 検査異常に どう対処する?

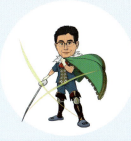

①手術の様子を知っておこう・
その1：胃の手術

◯ 切り方・つなぎ方

　ここからは術中の話に進んでいきたいと思います。実際の手術の様子についてです。患者さんから「どんな手術をするのですか？」と聞かれることもきっとあると思います。そんなとき、ひと通りのことを答えられる知識は持っておいてもらえたらなと思います。

　これまで、胃癌の患者さんを例にしながら説明してきましたので、ここでも胃の手術を例題にしましょう。胃の手術では、胃の3分の2を取る手術と、全部を取る手術が標準です（図4-1）。最近は胃の出口と入り口を残したりとか、入り口だけを取ったりする手術もあります。

　一番多いのは3分の2を取る手術で、幽門側胃切除術と言います（図4-2）。同じ3分の2摘出の手術でも、例えばつなぎ方で細分化すれば何種類かあります。そのまま残った胃と十二指腸を引っ張ってつなぐ「ビルロートⅠ（B-Ⅰ）」という方法もあります。また、腸を切って持ち上げてつなぎ直す「ルーY」という方法もあります。

　つなぎ方はある意味、術者の好みです。どちらでも構いません。いずれにしても、こういった資料などを見せながら患者さんに説明してもらったらいいかなと思います。

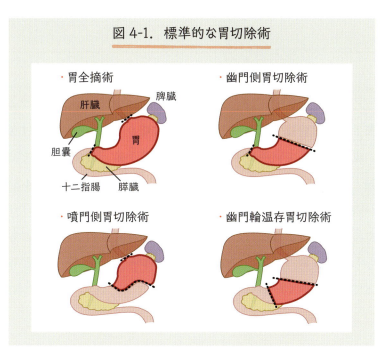

図 4-1. 標準的な胃切除術

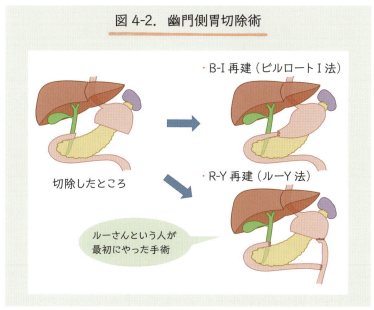

図 4-2. 幽門側胃切除術

②おなかの切り方
〜開腹手術と腹腔鏡手術〜

　開腹手術と腹腔鏡手術という、おなかの切り方による種類分けもあります。皮膚を切って開腹で手術するのが開腹手術、おなかに穴を開けて腹腔鏡という道具を使って手術するのが腹腔鏡手術です（**図 4-3**）。この2つの違いをよく聞かれるのですが、おなかの切り方が違うだけで、中でやっていることはどちらも同じです。胃を3分の2取ることも変わらないし、切り取った後のつなぎ方もビルロートⅠかルーYのどちらかを使っている。全く一緒なんです。

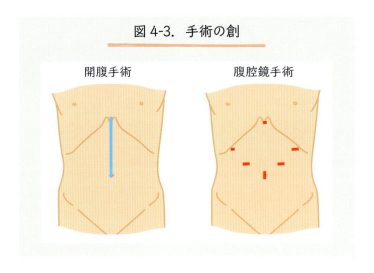

図 4-3. 手術の創

　患者さんにとっては、腹腔鏡のほうが楽といえば楽です。でも、腹腔鏡のほうが、ご飯がたくさん食べられるようになるわけではないです。胃は開腹手術と同じように小さくなります。手術の侵襲とか負担は、腹

腔鏡のほうが少なくて楽ですけれども、例えば術後1年後にどちらがご飯をたくさん食べられるかというと一緒です。胃の大きさは全く一緒です。「腹腔鏡で手術をしたら胃を少ししか取らない。だから開腹術よりもご飯がたくさん食べられるようになる」と思っている患者さんがよくいます。そのへんは、患者さんの話を聞き、正しいことをきちんと伝えてもらえればと思います。

腹腔鏡手術はこうやって行う

腹腔鏡の手術は図4-4のようなカメラを使って、天井からぶら下がっているテレビを見ながら手術をします。

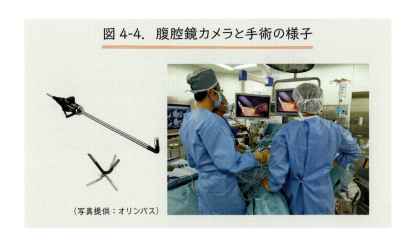

図4-4. 腹腔鏡カメラと手術の様子

(写真提供：オリンパス)

長いピンセットやハサミを使って手術をするのですが、よく聞かれるのが、「どうやって胃を切ったり縫ったりをするのですか？」ということです。図4-5のような機械を使います。ナイフの両サイドに大量のホチキスがダーッと打ち込まれるので、切り終わった後は、両サイドの切り端はホチキスで密閉されているのです。このようなホチキスの機械は、

腹腔鏡だけでなく開腹のときにも使います。これでどうやって、胃と腸、あるいは腸同士をつなぎ合わせて、ご飯の通り道を作るのでしょうか。

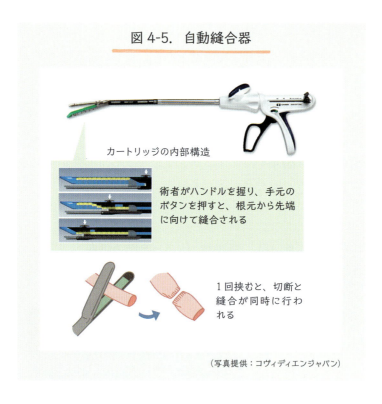

図 4-5. 自動縫合器

カートリッジの内部構造

術者がハンドルを握り、手元のボタンを押すと、根元から先端に向けて縫合される

1回挟むと、切断と縫合が同時に行われる

（写真提供：コヴィディエンジャパン）

　腸管が2本並んでいる状態から始めましょう（図4-6）。左右の腸管をつないで、左の腸から右の腸に中身が流れていくようにしたい。まず、左右の腸管の端に穴を開けて、先ほどの機械を入れます（①）。この2本の腸管はズボンの左足と右足をイメージしてください。入れてチョキンとやると、ホチキスがダーッと走って、間が切れるので、ちょうどズボンの股の部分ができたようになります（②）。

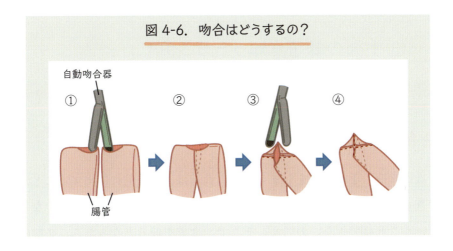

図 4-6. 吻合はどうするの？

　次に、今機械を差し込んでいた孔が残っているので、これは、ズボンのウエストの部分にあたりますね。このウエストの部分をもう1回先ほどの機械でチョキンとやると閉じます（③④）。そうすると左足から来たご飯が右足に入る、という感じになります。こうすると手縫いする必要がなく、機械で全部できるので、あまり外科医の腕に左右されません。

　最後にこれもよく聞かれます。「胃はどうするのか？」って聞かれます。胃はどうやっておなかから出すのか、ということですね。当院では、おへそを 2cm 強に切り広げます。そこから袋に入れた切り取った胃を取り出します。手術の後はおへその創はあまりわからないのです。ですので、患者さんに聞かれたら「おへそから出しています」と答えてください。

　繰り返しになりますが、創が小さいから少ししか胃を取っていないと考える患者さんもいます。でも実際には、開腹と同じ手術をしています。

③手術の様子を知っておこう・
その2：食道の手術

⭕ 食道は部分摘出ができない

　次は食道の手術の話をしましょう。食道は、部分的に摘出することができません。例えば真ん中10cmだけ取って、両端を引っ張ってつなぐということはできないのです。そこで、食道を取るとなったら、必然的に胸部の食道の全摘出（＝食道亜全摘〔頸部の食道が少し残る〕）になります（図4-7）。

図4-7．食道亜全摘

- ◆胸腔内：食道とリンパ節を切除
- ◆腹腔内：胃を細長くして（胃管）、伸びるようにする
- ◆頸　部：頸の食道と伸ばしてきた胃管を吻合する

　どういう手術になるかというと、まず胸腔内で食道を全部取った後、おなかの中で胃袋を細くして管にして、次に胃管を首まで引っ張り上げてつなぎ直します（図4-8）。胃袋を細くするのに先ほどの機械、自動縫合器を使ったりします。
　胃袋をビヨーンとできるだけ伸ばして先ほどの機械で切っていくと、どんどん胃が細長い筒になってきて、胃の筒ができます。そしてその細い胃の筒を首のところで食道とつなげると、ご飯がこの細い胃を通って

入ってくる、という感じの手術をします。胃を引っ張り上げるというのはあまりイメージが湧かないと思いますけれども、実はこんな手術をしているのです。大きい手術はイメージが湧きにくいので、詳しく説明しました。

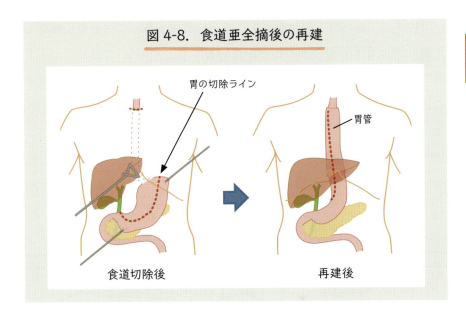

図 4-8. 食道亜全摘後の再建

④術後の正常なバイタルをマスターしよう

○ 異常発見の第一歩は、正常を理解することから

いよいよ術後の話。術後のバイタルを考えていきましょう。

まず図 4-9 を見てください。これは電子カルテの一覧表です。上のグ

ラフは腹腔鏡による胃の全摘手術をした患者さんのバイタルです。青が体温で緑が血圧、赤が心拍数で、黒は呼吸数です。このようなケースではだいたい、熱がちょろちょろっと出ておさまってくる。血圧は手術の後は少し下がり気味で、元気になると上がってくるという感じです。心拍数はそれほど変わらないかなと思います。

下のグラフは開腹で胃全摘して、さらに脾臓も取ってという手術をした患者さんです。少し熱の出方が違いますね。でも2～3日で下がってきて、それほど大きな違いはない。心拍数も100を超えて上がったりすることはあまりないです。

図 4-9. 胃全摘術後のバイタルチェック

◆腹腔鏡下胃全摘

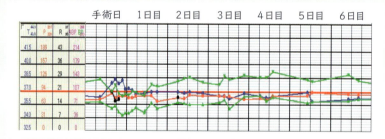

◆開腹胃全摘脾摘

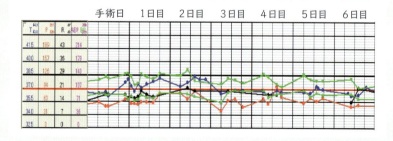

ここでは、正常な術後のバイタルの経過を理解してもらうことが目的です。バイタルの変動にはそれぞれに理由があるので、その理由を一緒に知って正常なデータを理解してもらったら、異常を発見しやすくなると思います。そこでまずは、正常な経過を見ていこうと思います。

⭕ その前に、捻挫を考えてみましょう

　と言いながらその前に、捻挫したときのことを考えてみましょう。

　足首を捻挫すると「痛いっ！」となって、足首に非常事態が起こったということで、痛みを知らせるシグナルであるサイトカインが出ます。サイトカインは、非常事態に対応するために体のいろいろな炎症細胞に「集まれ！」という指令を出します。そうすると血管から白血球や免疫物質が集まってきます（図 4-10 ①）。

　ちなみに、基本的に赤血球は集まってこないです。赤血球が漏れた場合は血管が切れたときで、内出血ということです。今回のように捻挫だと腫れるだけなので、そういうときは白血球とか免疫物質は血管から出ていっているけれども、赤血球は出ていっていません。

　症状はといえば、足首がむくんで痛くなって、熱を持ってジンジンしています（②）。これが炎症です。炎症が足首に起こっているのです。さて、2～3日たつと腫れが引きます。捻挫をしたそのときは白血球や免疫物質などが血管から漏れて、これが浮腫の原因になっていました。それに対して今、非常事態、すなわち炎症状態がおさまると、漏れていた白血球や免疫物質を含む水分がまた血管の中に帰っていきます。この段階で、腫れがおさまって元に戻ります（③）。これが捻挫の発症と回復の経過です。

図 4-10. 捻挫した足の中で起こっていること

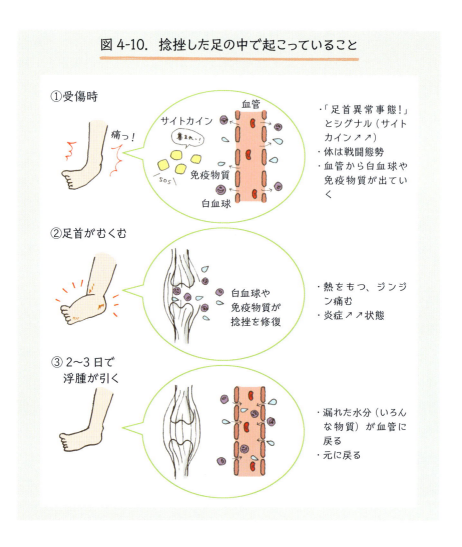

◯ 術後の体の中では捻挫と同じことが起こっている

　なぜ捻挫の話をしたかというと、同じことが手術をしたときにも起こっているからです。おなかを切って手術をしていると、おなか中で同じようなことが起こっています。おなか中が非常事態になっていて、サイ

トカインが出て、おなか中がむくんで炎症が起こって、2～3日たつと炎症が引いて、漏れた成分が戻る、という経過が起こります。捻挫と同じですよね。そして、この経過がバイタルにも現れてきます。ここからはそれを見ていきましょう。

手術の経過は**図 4-11** のような感じです。

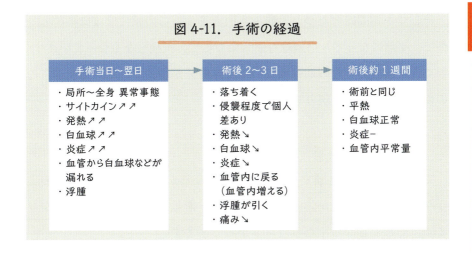

図 4-11．手術の経過

まず、手術をすると局所でサイトカイン、すなわち非常事態だという信号が出て、熱が出て、白血球数も上がって、血管から免疫物質とかが漏れます。見た目にはなかなかわからないかもしれませんが、免疫物質などが血管から漏れたせいでおなか中に浮腫ができます。浮腫に関しては、例えばおなかの手術をした人だと、よく見れば切ったところの皮膚がむくんでいると思います。毛穴が開いたりもします。このむくみは、2～3日たつと落ち着いてきます。多少個人差はあるのですが、体力の弱い人だと落ち着いてくるのにもう少し時間がかかりますし、すごく元気な人で小さい手術だともう少し早く落ち着きます。そういった差があ

るにしても、だいたい2～3日で戻ってきます。

　さて、むくみが落ち着いた頃には熱も下がって白血球数も下がって、局所の炎症もおさまってきます。漏れていた水分とかが血管内に戻っている状態ですね。ですので、この時点では血管内の水分量（ボリューム）が増えています。漏れた水分が血管の中に戻っていっているので、血管内に点滴をしているような感じです。

　そして1週間ほどたつと、痛みも引きます。この頃にはほぼ術前と一緒で、平熱になって、白血球も正常になって、炎症もなくなっています。むくみが落ち着いた時期は血管の中に浮腫分が増えているのですが、この頃には正常な量に戻ります。

正常な経過　熱型

　ではこの経過を熱型で見てみるとどうなるかというと、**図4-12**のような感じです。青線が体温の変化です。手術したら最初はやはり上がります。そしてしばらくたったら下がってきます。

　しくみはどうなっているかというと、まず、おなかを切られたら異常を検知してサイトカインが出ます。サイトカインは熱を上げる指令を出します。そしてプロスタグランジンという物質が作られます。プロスタグランジンもまた、熱を上げろという指令を出すので、熱が上がります。ですので、2～3日はサイトカインのせいで熱が上がります。細菌感染とかがなくても熱は上がるのです。ということは、熱が出ているから抗菌薬を使うとかというのはおかしいとわかりますよね。基本的に、手術で侵襲を受けると熱は出ます。そして2～3日たつと下がってきます。さらに、1週間たつと平熱になります。

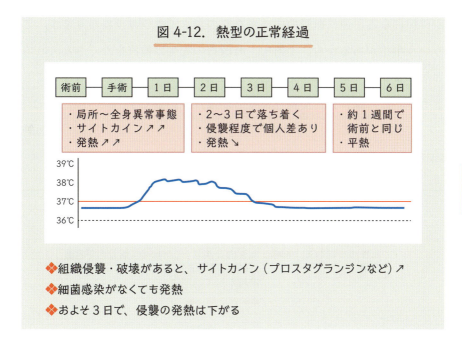

図 4-12. 熱型の正常経過

◆組織侵襲・破壊があると、サイトカイン（プロスタグランジンなど）↗
◆細菌感染がなくても発熱
◆およそ3日で、侵襲の発熱は下がる

　こういうのが理想的な経過です。繰り返しますが、組織侵襲や破壊があると、サイトカインやプロスタグランジンが出て熱が出ます。細菌感染がなくても熱が出ます。侵襲による発熱はだいたい2〜3日で落ち着いてきます。これが正常な経過です。

正常な経過　尿量

　次に尿量の話をします。大ざっぱに言うと、だいたい図4-13のような感じです。

　手術の直後というのは、血管から炎症が起こっている部位にどんどん水分が漏れていきます。体は「おなかが大変だ！」と判断しているので、白血球とか水分とか免疫物質とかが血管から総出で手術をした部位に集まっていきます。つまり、血管から漏れ出してきます。それでおなか中

が浮腫になる。逆に血管の中はかなりの脱水でカラカラになります。こういう事情があるから、手術中、麻酔科の先生は輸液をたくさん入れると思います。手術記録を見ると、2Lとか3L使っているのではないでしょうか。これは、日常で使うよりもかなり多い量です。

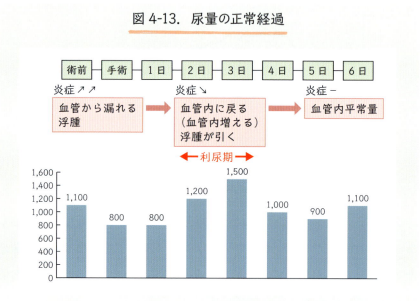

図 4-13. 尿量の正常経過

　さて、手術後ですが、血管の中からどんどん漏れていきます。漏れた水分はおなか中の浮腫に使われています。ということは、血管の中は脱水気味になる。よって尿量は少ないです。手術後の患者さんを思い出してください。手術の当日から翌朝にかけては、あまりおしっこは出ないと思います。それは血管の中が脱水になっているからです。炎症が起こっているところに水分が漏れていって、血管が脱水気味になっているから尿にまで水分が回ってこないのです。

手術後2〜3日たつと、体にあふれていた水分が血管内に戻ってきます。むくんでいたものが血管内に戻ってくるのです。これは、点滴をしたのと同じような状態です。よって、おしっこが増えます。手術後2〜3日で、尿量が増えて浮腫が引いてくるということが起こります。これを利尿期と言います。さらに、利尿期を過ぎて術後1週間ぐらいたつと、術前と同じような平常状態に戻ります。これがだいたいの経過です。

　このように、侵襲を受けたときの体の反応、尿量の変化とか、尿量が戻ってくるときの利尿期のタイミングとか、こういったあたりを意識してもらったらいいと思います。イメージとしては図4-14のような感じです。

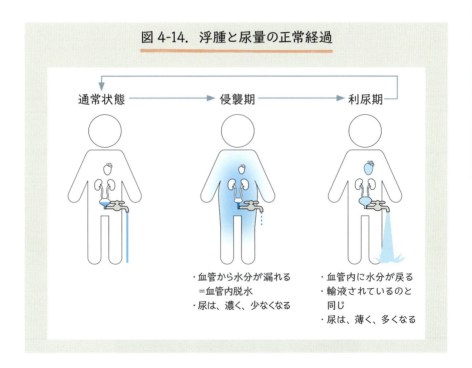

図 4-14. 浮腫と尿量の正常経過

普通のときに比べて、侵襲を受けると「大変だ！」ということで血管の中身がどんどん周りに漏れてしまいます。侵襲を受けた組織の中に漏れてしまうので、血管の中はカラカラになって、脱水気味になっておしっこも少なくなります。

　2～3日たって侵襲が取れてくると、捻挫の腫れが引くのと一緒で、漏れていた水分は血管の中に返っていきます。結果、血管の中はパンパンになります。点滴をたくさんしているのと一緒の状態です。そのため、おしっこもたくさん出てきます。これが利尿期です。そして1週間たつと通常状態になります。この経過を知っておいてください。

尿の色

　尿の色の変化を見てみましょう（図4-15）。

図4-15. 尿の色の変化

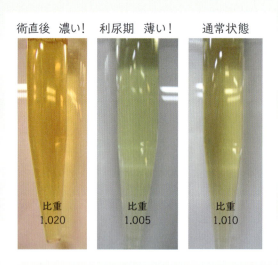

写真左の手術直後は濃いおしっこが出ます。比重を測ると1.020と濃いです。それが利尿期になると中央のように薄いおしっこが出てきて、1週間ぐらいになると右のように普通のおしっこになります。こういう感じの経過です。手術直後は脱水気味なのでおしっこが濃くなって、しばらくたつと薄くなり、1週間たつと元に戻る。これが尿の正常な流れです。

正常な経過　白血球

　ここまで、熱と尿量を見てきました。次は白血球を見てみましょう。

　白血球とCRPはよく測っていると思います。それら2つの変化を示したのが図4-16のグラフです。青が白血球、赤がCRPです。

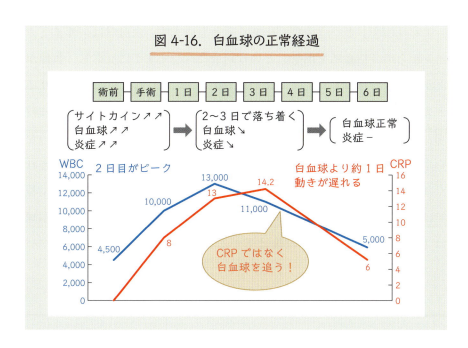

図4-16．白血球の正常経過

まず、おなかを開いたら「大変だ！」といってサイトカインが出ます。そのサイトカインは白血球を増やすはたらきがあるので、白血球が上がります。サイトカインは組織が切られたときに出てくるので、2〜3日たつとおさまります。ですので、胃を切ったり大腸を切ったりといった手術をすると、おそらく2日目ぐらいが白血球のピークになります。そして3日目になると下がってくることが多いです。胆摘などの軽い手術だと白血球が上がるのは翌日だけで、2日目には下がっていることもあります。食道の手術も2日目がピークで、3日目まで数値が上がり続けることはあまりないです。ですので、採血のときは「今日は術後何日目だ」「今日がピークかな？」「もうピークは過ぎたかな？」ということを考えてもらうといいと思います。だいたい、2日目がピークでおさまってきます。

　よく「CRP」という言葉が出てくると思います。白血球は、サイトカインからの「白血球を出せ」という司令に対してすぐに反応し、数値が上がります。それに対してCRPは肝臓でつくられる蛋白なので、サイトカインによる「CRPをつくれ」という司令が出てから完成までに時間がかかります。このCRPというのは、白血球よりもピークがだいたい1日ずれます。ですので、CRPの数値を見るということは、1日遅れた体の情報を見ているということになるのです。CRPはその日の情報ではなくて、前の日の情報です。この点には注意してください。白血球は2日目がピークで、その後は下がる。CRPは1日遅れて3日目がピークで、その後は下がる。これがだいたい正常な経過です。

まとめ　正常なバイタル

　ここまでのバイタルに関する話をまとめます。

　侵襲を受けると体が「大変だ！」と判断して、白血球も熱も上がります。白血球は2日目ぐらいがピークです。CRPはそれに1日遅れます。尿量は、大変だと言っているときは、大変なところへどんどん血管から水分が染み出していっているので、脱水になって尿量は減ります。2～3日たつと白血球はおさまってきます。染み出していた水分は、侵襲がおさまってくるころに血管に戻ってきます。これは点滴しているのと一緒なので、尿量がどんどん増えます。これが正常な経過です。

　だいたいこういったイメージをつかんでもらった上で患者さんを見てもらったらいいと思います。大切なのは、術後何日目かということを意識することです。

⑤異常なバイタルを見つけよう

　ここまで、正常なバイタルについて考えてきました。ということは、今までの話から外れてしまうような状態が、異常なバイタルです。

異常な経過　体温

　まずは体温について見てみます。図4-17には3つグラフがあります

が、いずれも青線が術後としては正常なバイタルです。術後に38℃強ぐらいまで上がり、ゆっくりと2～3日で下がるのが平均です。

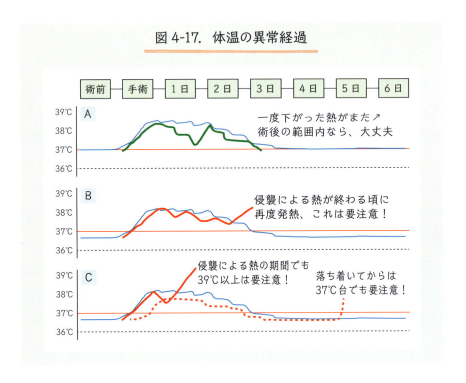

図 4-17. 体温の異常経過

　Aのグラフは、緑の線が患者さんの体温の変化。想定している青の線とはちょっと違います。でも、青の線からはみ出してはいません。想定している青の線が描く山の中で上がったり下がったりしているだけ。これはさほど問題ありません。例えばNSAIDsとかアセトアミノフェンといった解熱鎮痛薬を使うと、一時的に熱が下がったり、また戻ったりということが起こります。それを表しているのが緑の線です。だから心配ない。想定している青の山の範囲内を動いているぐらいだったら、それほど心配ないです。

Bのグラフを見てみましょう。本来、侵襲の熱というのはだいたい2〜3日で下がってきます。ところがこのグラフの赤の線は、侵襲が終わって熱が下がってきた後のところでポンと上がっている。熱が再発しているのです。これは何かまずいことが起こっているサインです。このことが教えてくれるのは、同じ38.3℃でも、1日目の38.3℃と3日目の38.3℃は意味が違うということ。3日目は本来、熱が下がってくるタイミングです。にもかかわらず38.3℃までポンと上がるのは要注意。それに対して、1日目の38.3℃は正常な経過でも見られる発熱です。

　Cのグラフを見てみましょう。手術で侵襲を受けたせいで出る熱というのは、だいたい38℃台ぐらいです。青の線ですね。ところが赤の線は39℃を超えていますね。これは要注意ですね。繰り返しますが、術後2〜3日の経過中は侵襲で熱が出ます。そうは言っても、39℃を超えるような熱は要注意。何かほかのまずいことが起こっている可能性があります。

　同じように、1週間ほどたった頃の発熱も注意が必要です。本来、この時期は正常になっていて体温は平熱になっているはず。ということは、術後1週間ぐらいの時期だと、37℃台でも異常のサインです。これを示しているのが、Cのグラフの最後のほう、5日目にポンと上がっている赤い点線です。

　復習しましょう。標準的な熱型では、2〜3日の間は熱が出ていても問題ないです。これは侵襲による発熱で、2〜3日たてば下がってきます。このことを示すのが青の線。青の線のイメージを持って、その範囲内なのか、それを外れるのかを考えてください。外れていれば異常のサインです。ここでもやはり、術後何日目かを考えることが大切ですね。

◯ 異常な経過 白血球

次は白血球です（**図 4-18**）。白血球は2日目がピークです。ただ、2日目がピークといっても多少は前後します。手術が小さかったりすごく元気な人の場合だと、1日目がピークで2日目からは下がってきたりすることもあります。逆にピークが遅れて3日目になることはあまりないですが、3日目のピーク以降に下がっていけば大丈夫。これがAのグラフです。標準は青の線だけど、緑の線も許容範囲。緑の線というのは、ピークが前後しているけどきちんと山型になっているものです。

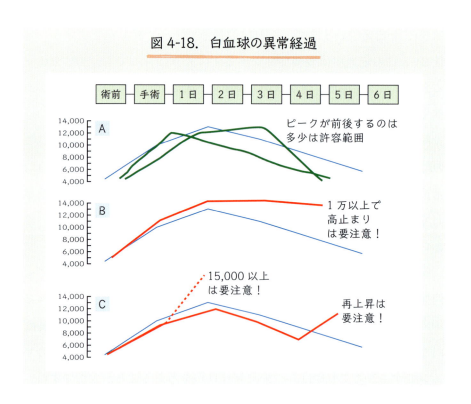

図 4-18. 白血球の異常経過

では、どんな場合が異常かというと、まずはBのグラフの赤い線です。普通は手術のときの侵襲で白血球が上がり、その後に手術の侵襲がおさまると下がります。青の線ですね。ところが赤の線は、3日目以降に下がることなく高止まりしています。これはサイトカインが出続けているという意味。つまり、手術が終わってからも合併症が起こったりして、体が大変な状態にあるという意味です。だからサイトカインが出続けて、白血球が高止まりしている。この動き方には注意が必要です。

　Cのグラフを見てみましょう。はっきり決まった数値があるわけではないのですが、白血球の数値は手術の後の侵襲とかだと、だいたい1万5,000ぐらいになります。侵襲だけで2万までいくことはあまりないです。2万までいくのは、例えば大腸穿孔とか感染を合併しているとか、そういう大変な状況のとき。おなかを切ったりしただけでは2万までいきません。ですから、点線のように2万ぐらいまで数値が上がるのは異常のサインだと考えることができます。先ほども言いましたように、厳密な数値が決まっているわけではありません。手術の内容や腹腔鏡でやるか開腹でやるかでも多少変わってきます。だから1万8,000ぐらいでも問題ないことがありますが、やっぱり2万は危険なサインです。

　Cのグラフにはもう1つ動きがあります。想定通りの山を描いて下り坂になっていた線が、再上昇しています。これはまた新たに何かが起こったという意味です。よって、注意が必要です。

　このように、白血球でもやはり、体温と同じように「今日は何日目なので、どんなかたちの線になっているはず」というイメージを持ちながらバイタルを見ることが大切です。そして、そのイメージから外れるようだと、異常を疑います。

○ 異常な経過　尿量

　次は尿量です。正常な尿量の変化を示したのが、**図4-19**の青色のグラフです。尿量のポイントは、増えるところを意識することです。青のグラフでは、手術当日と翌日には減っていますが、2日目から増えていますね。これは、手術後1日目には脱水気味になっているから尿量が少なくて、2日目になると侵襲が終わって漏れた水分が血管に戻るから尿量が増えることを意味します。

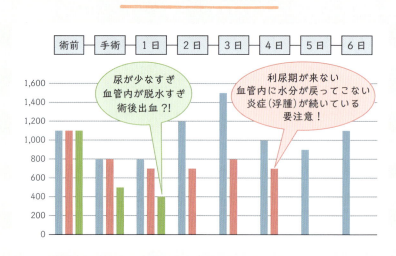

図 4-19. 尿量の異常経過

　それに対して、赤色のグラフを見てみましょう。これは、尿量がずっと増えない場合を示しています。本来、侵襲が終わった2日目には血管に水分が戻り、それに伴って尿量が増えるはずです。でも増えない。おかしいですね。つまり、何らかの異常が起こっているのです。どういう

ことかというと、普通は来るべき利尿期が来ていない、つまり、血管内に水分が戻っていないことを意味しています。これは、どこかで炎症が続いている可能性を示しています。実際のところ、この変化は気づきにくいかもしれません。ですから、術後2～3日目には尿量が増えるはずだという意識をもっていてください。「そろそろ増えるぞ」と予測していたのに、増えなかったら異常です。

　もう1つ、緑色のグラフで示したような変化が起こることがあります。これは、尿量が一気にどんどん減っていったことを示しています。このとき、血管内は異常なまでに脱水になっています。脱水だからおしっこが出ないのです。例えば術後出血のときなどはどんどん尿が減っていきます。このときのおしっこの色は非常に濃いです。普通はそれなりの濃さで1日目、2日目を維持するはずなんですけどね。もし、夜中から朝にかけておしっこが全く出ないようでしたら、出血などの可能性があります。

　このように、尿量から異常を読み取ることもできるので、ぜひ見ておいてもらいたいと思います。手術直後は脱水気味になるので尿量が減りますが、そこから戻ってくるときの尿を意識しておくことが重要です。利尿期があると安心のサイン。これが来たらひと山越えたと思って大丈夫です。

◯ 利尿期の注意点

　たぶん図4-20は見たことあると思いますけれども、利尿期になると途端に薄いおしっこがダーッと出てきます。シャバシャバのおしっこが出て、どんどんそれがあふれていってということが起こります。これがあると、ひと安心のサインです。ですので、「この患者さんとかこの手

術だと、だいたい何日目にこうなってくるかな」ということを考えながら見ておいてもらうといいかなと思います。

図 4-20．利尿期の尿バック

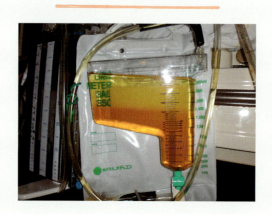

あと、ベテランになって新人を指導しているときに、利尿期が来だした瞬間に尿道カテーテルを抜去して、尿閉とかにならないか注意してあげてください。よくあるのは新人ナースが、2日目の朝とかに尿道カテーテルを抜去して、尿閉なのに気づかず、次の引継ぎの夕方までに指摘されて、導尿すると1,000mL出てくるとかいうことがありえます。だから尿量がいつ増えてくるかということも知っておいてください。

異常な経過　脈拍と呼吸数

次に、脈拍を見てみましょう。脈拍に関しては、術後もそれほど変わりません。ただ、100以上が続くときは要注意と思ってもらったらいいと思います。それ以下だと、さほど問題になることはないです。

呼吸回数に関しては、頻呼吸に注意すればいいです。大ざっぱな基準

として、1分間に20回以上だったら何かおかしいと考えてください。15秒で言えば5〜6回ですね。これを超えるようだと何か問題ありです。

サチュレーション（酸素飽和度）は、下がる前にだいたい呼吸回数が増えます。例えば肺炎だと、サチュレーションが保たれていてもだんだん呼吸回数が上がっていきます。呼吸数が30回ぐらいまで上がっても、サチュレーションが保たれていることがある。でもそれを過ぎると、ストーンと下がることがあります。そんな変化をすることがあるので、呼吸回数は少し気にしておいてもらったらと思います。

呼吸回数が10回を切って、9回や8回となることがたまにあります。これは麻薬のせいです。静注でフェンタニルとかモルヒネとかを入れていると、過量投与になって呼吸回数がすごく減ることがある。これは年配の方で起こりやすいです。ですので、状態が安定しているのに呼吸だけ減ってきたら、痛み止めの量が多すぎる可能性を疑ってください。

⑥異常の原因は何か？

「VINDICATE」で疑いを晴らす

ここまで、正常なときのバイタルを見てきました。正常を理解すれば、そこから外れるものが異常です。そういうふうに考えて異常を発見できます。異常を発見したら、次は「異常の原因は何かな？」ということを考えます。そこで研修医の先生たちが原因を思い出すためによく使われるのが図4-21です。といっても、覚える必要はありません。

図 4-21．VINDICATE

V	vascular	血管系……心・肺
I	infection	感染症
N	neoplasm	腫瘍
D	degenerative	変性疾患
I	iatrogenic	医原性……手術関連、薬剤
C	congenital	先天性
A	autoimmune	自己免疫
T	trauma	外傷
E	endocrine	内分泌

　VINDICATE というのは、「疑いを晴らす」という意味の英単語です。研修医の先生たちは救急外来などに患者さんが来たら、これをぶつぶつ言いながら、鑑別診断を忘れていないかを確かめます。V は vascular で、血管系の病気ではないかなという意味。I は infection で、感染の病気ではないか確認しよう、という意味です。ただ、このすべてを術後に考える必要はありません。

　基本的に、術後に考えるのは 3 つだけです。1 つめは「V」の心血管系。心不全や肺塞栓といった異常がないか、という項目。2 つめは「I」の感染症。3 つめも「I」で医原性、すなわち医師のせいと思ってもらったらよいです。これは、手術に関連したものと薬剤に関連した異常はないか、という意味です。それ以外のことはあまり考えなくていいので、基本的には術後に何らかのバイタルの異常があったら、この 3 つを中心に考えてもらったらいいかと思います。

◎「I：感染症」は細かく観察しよう

具体的に見ていきましょう。心臓と肺の合併症はそれほど難しくないです。感染に関しては細かいところを気にしてもらったらいいです（図4-22）。

図 4-22．感染

- ❖**肺の感染**：呼吸回数、SpO_2、酸素量、痰を観察
- ❖**創部感染**：発赤、疼痛再増悪、プニプニ触感
- ❖**尿路感染**：膀胱カテ閉塞？　混濁？　排尿痛？
- ❖**ライン感染**：カテーテル刺入部はOK？

先ほども言いましたように、肺の感染の場合はサチュレーションだけではなくて呼吸回数を気にしてください。サチュレーションは正常なのに呼吸回数がどんどん増えていっているときとかがあると思います。そのときは「少し怪しいぞ」と思ってもらいたいと思います。

創部感染ですが、医師は朝・夕、毎日見ていると、患部が少しずつ赤くなっていても「大丈夫だろう」という感じでひいき目に診ていることがあります。ですが、創はしっかり診てもらったらいいと思います。看護師さんからも、術後の発赤はどんどん伝えていきましょう。それから、感染があるところは触るとプニプニしています。この感覚を知っておいてもらうと便利です。

尿路感染はそれほど忘れることはないかなと思います。あとライン感染も、CVが入っていたらさすがに気にすると思いますけれども、末梢のカテーテルとかは忘れやすい。そして、ソリタ®-T3号液のような普通の輸液を使っているときはあまり問題ないのですが、例えばビーフリ

ード®のような濃い輸液を使っていると、それだけで血管炎になるリスクが高まります。ですから、ライン感染は気にしてください。浸透圧の高い輸液は特に注意が必要です。

　感染症については、腹腔内の感染症のことも考えます。ここで問題になるのは、患者さんが訴えるおなかの痛みが、手術による創の痛みか、それとも合併症などが起こったおなかの中の痛みかを見分ける必要があることです。この鑑別を行うには、ベッドで仰向きに寝ている患者さんに頭を持ち上げてもらいます。要するに腹筋を使ってもらいます。腹筋に力を入れると痛みが強くなるのは創の痛みです。それに対して、頭を持ち上げても上げなくても同じように痛いのであれば、おなかの中の痛み。つまり感染症や術後の合併症です。そうやって鑑別します。ちなみに、この診察法には「Carnett sign」という名前がついています。

しゃっくりは危険なサイン

　外科医はみんな、しゃっくりは危険なサインと思っています。しゃっくりがなぜ起こるかというと、横隔膜がけいれんするからです。横隔膜がけいれんを起こすときというのは、だいたい、横隔膜のところに膿がたまっていて、刺激をしたりするからです。あるいは、胃や腸が張って思い切り横隔膜を押し上げていたりすることもあります。そんなとき、しゃっくりが起こります。ですので、しゃっくりというのはあまりいいサインではないのです。外科医にとって気持ち悪いサインの1つです。ですから、術後にしゃっくりを見たときには、その原因が何かを考えましょう。化学療法の副作用でしゃっくりが起こったときは、すぐに薬を使って止めるようにしていると思いますが、術後のしゃっくりは、薬で止めて安心と思ってはいけません。

このほかに忘れないでほしいのが、薬剤です。薬剤熱とかはまあまああります。抗菌薬をずっと投与し続けていると薬剤熱が出ることがあります。薬剤に関してはこのように、少しだけ注意を払ってください。

　以上のように、バイタルに異常があったときには心・肺の合併症、感染症、医原性という3つのことを考えます。もちろん、いろいろ心配したけども、単に侵襲が予想以上に大きかっただけで何もなかったということもあります。

⑦異常の原因を探ろう！

○ 発熱の原因

　ここからは少し細かく見ていきます。まずは術後の発熱の原因についてです（図4-23）。

図4-23. 発熱の原因

- 侵襲
- 感染（肺、創部、尿路、ライン）
- 術後合併症（縫合不全、膿瘍など）
- 輸血に対する反応
- 薬剤（抗菌薬など）
- 静脈血栓症
- 偽膜性腸炎（抗菌薬使用で発生）
- 痛風、偽痛風（術後は少し増える）

発熱は、侵襲があると起こります。ですから術後2～3日の間は熱が出ます。これに加えて、感染でも熱が出ることがあります。ということは、術後2～3日を過ぎてもまだ熱が出るようなら、侵襲以外の理由、すなわち感染のことを考えます。あと、合併症が起こっても熱が出ます。これも感染と同様に、術後2～3日を過ぎても熱が出るようなら、合併症の可能性を考えます。例えば創の感染というのは、2日以内に起こることはあまりありません。手術翌日に創感染が起こるというのはまずないんです。というのも、菌が増えてきて組織のところにたまるまでに時間がかかるからです。よって、手術の翌日に発熱するのは創感染ではありません。

　このほかに、輸血をすると発熱することがあります。これも鑑別が必要です。あと、先ほども言いました薬剤。薬剤の影響で発熱することもあります。鑑別診断で何もわからない、どうしようもないなというときに考えるのは、静脈血栓症です。DVT（深部静脈血栓症）でも熱が出ることがあるんです。また、発熱に加えて患者さんが合併症を起こして抗菌薬を使ったりしていると、偽膜性腸炎の可能性がでてきます。入院して3日以上たってから下痢をしたら偽膜性腸炎を考えましょう。

　あと、医師はおなかしか診ないせいか、痛風とか偽痛風は看護師さんによく発見してもらいます。痛風や偽痛風では、膝が痛かったり足の親指が腫れたりしています。手術の後は水分のバランスなどが変わるので、痛風とか偽痛風が増えると言われています。ですので、それも発熱の原因になることがあります。

◯ 尿量低下の原因

　次は尿量低下の原因についてです（図4-24）。

> **図4-24. 尿量低下の原因**
>
> ◆ **尿閉**：カテーテル？　前立腺？　硬膜外麻酔？
> ◆ **血管内の脱水**
> 　・術前からの脱水
> 　・術中の出血↗
> 　・術後出血
> 　・嘔吐、腸閉塞（しゃっくりは危険なサイン）
> 　・下痢
> 　・ドレーン、イレウスチューブなどの排液↗↗
> 　・腹水↗↗
> ◆ **腎機能低下、心不全**

　カテーテルが入っているときは、まず、詰まっていないかは確認しましょう。カテーテルを抜いた後ですが、硬膜外麻酔が入っていたりすると、術前に前立腺肥大とかがなくても尿閉になったりするので、カテーテルを抜いた後は「次の何時間でおしっこがどれくらいの量出るか」ということを気にしてください。そして、尿閉だったら導尿をどのタイミングにするかということを考えてください。利尿期だと、朝10時にカテーテルを抜いて夕方の引継ぎのときに慌てて導尿すると、1,000mLたまっていたりということが起こってしまいます。ですので、そのへんは注意してもらったらいいと思います。

　尿量が低下しているときというのは、血管内が脱水状態になっているということです。ほとんどの患者さんは、手術をした部位に血管内から水分が漏れていき、その結果、血管内が脱水になって、手術当日から翌日は尿量が少なくなります。これはそんなに心配はないのですが、心配なのは、術後の出血などで脱水になっているときです。術後いつも以上

に尿量がすごく少ないなぁというときは、ドレーンが赤くないかなど、術後出血には気をつけてもらえたらと思います。

　尿量が減るということは、血管内が脱水になっていることを意味していますので、術後のイレウスとか腸閉塞とかでも尿量が減ったりします。これは、腸管の中にたくさん水分が奪われてたまっているからです。あとは、肝硬変の人とかだとドレーンからたくさん腹水が出ます。例えば腹水が1日に800mLぐらい出るとして、それが毎日積み重なっていったら、すぐに脱水になります。ですので、ドレーン排液の量もあまりに多かったら気にしてもらったほうがいいです。といわけで、「尿量低下は血管の中が脱水状態にあることが原因」とわかったと思います。

　最後に正反対の原因についてお話しします。腎機能が悪い人は、血管の中があふれているからおしっこが出ないということもあります。こういう場合、例えば尿が出ないから輸液だけしていればいいというわけではなくて、輸液を絞らないといけないときもあります。心不全のときもおしっこが出なくなるので、そのときも注意が必要です。これもなかなか難しいのですが、心不全のときは血管の中が思い切りあふれておしっこが出なくなっているので、血管はパンパンです。そういうときは頸静脈とか外頸静脈といった、首の血管がパンパンに張っています。パッと見て首の血管が見えているのは、多くの場合、心不全のサインです。どういう感じになるかというと、自分でも試すことができます。思いっきり息を吸ってこらえて10秒くらい頑張ると、首の血管が張って見えてくると思います。心不全のときは、そんな感じに血管が張って見えるので注意して見てください。

頻脈の原因

では脈拍にいきます。100以上の脈拍が続くときは注意と言いました。脈がこのように早くなる原因としては、脱水や貧血があります。ほかに、看護師さんがよく経験するものとしては、痛みによる脈拍の増加もあるでしょう。あとは過緊張。緊張すると脈拍が上がったりします。それと低酸素や発熱。このへんが脈拍を上げる原因として考えられます（図4-25）。

脈拍が上がったら、こういった原因を考えて、対応できることは対応した後にもう一度評価しましょう。痛みや不安・緊張に対応することで脈が落ち着いてくれば一安心です。また、発熱以外に原因がなく、患者さんの症状が強い場合は解熱を考えたら良いでしょう。これらで落ち着かなければ、脱水、貧血がないかどうかを見て、輸液について主治医に相談。低酸素に対しては、肺炎などを心配しましょう。

図4-25. 不整脈なし＋脈拍100以上が続くとき

❖頻脈の原因　⟶　❖原因を除去して再評価

- ・脱水、貧血
- ・疼痛
- ・交感神経↗
- ・低酸素
- ・発熱

- ・脱水、貧血の有無
- ・疼痛コントロール
- ・不安、恐怖感など
- ・酸素化（SpO_2、呼吸回数）
- ・発熱（解熱を考慮）

呼吸回数異常の原因

次は呼吸回数に関してです。頻呼吸の原因は、不安、低酸素、そしてショックが考えられます。実際のところ、ショックで頻呼吸になるときには他の症状も出ていて気づくと思うので、不安と低酸素が原因になっていないかを考えましょう。低酸素で呼吸が増えている場合は肺機能の低下、心不全が原因になっている可能性があります。あと、たまに肺塞栓が原因のこともありますので主治医にコンサルトします。

反対に、呼吸回数が10回/分以下に減るときは麻薬の影響をまず考えましょう（図4-26）。

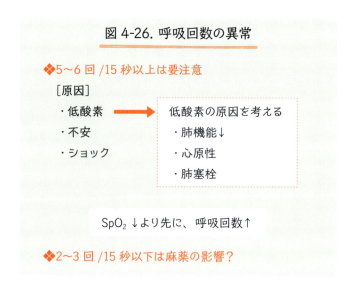

クローズアップ

解熱〜体温は下げる？　下げない？〜

　ここからは術後の解熱について考えてみます。「発熱時に、体温を下げたほうがいいのか？」ということですが、これにはいろいろな説があります。例えば、熱というのは免疫を高めるために体が起こしている反応なので、下げないほうがいいという考え方があります。確かに熱を上げることで免疫機能は上がりますが、エネルギー消費が増えるというデメリットもあります。それに、発熱は患者さんにとってつらいです。これもデメリットですね。じゃあ解熱するのがいいかというと、解熱するとエネルギー消費は下がるのですが、薬の副作用が出て血圧が低下したりもする（図4-27）。だからどちらがいいのか、という議論がされているのです。そして結論としては、どちらがいいかはっきり決まっていません。

図4-27. 発熱と解熱の影響

発熱	解熱
○免疫機能が上がる ×エネルギー消費↑ ×酸素消費量↑ ×患者さんストレス	○エネルギー消費↓ ○酸素消費↓ ×薬剤副作用 ×血圧低下 ×免疫力低下

　いろいろな研究がされていますけれども、はっきりした結論はまだ出ていません。「敗血症の場合は、解熱したら免疫能が下がって予後が悪

くなるかも」という話はありますが、それ以外は基本的に解熱しても予後は変わりません。薬を使った解熱は、副作用で血圧が下がり過ぎたりすることが問題であって、熱を下げることに問題があるわけではない。ですから、クーリング自体が悪いことはあまりないです。ですので、体温を下げるかどうかについては、どちらでもいいかなと思います。

術後の発熱はどうする？

ということで術後の発熱は、基本的には様子を観察してください。症状が強かったらクーリングをします。さらに症状が強かったら解熱薬を検討します。解熱薬は緊張状態を取るので血圧が下がったりもします。そこには注意しておいてください（図 4-28）。

図 4-28. 術後の発熱 どうするか？

① 基本は様子観察
② 症状が強ければクーリング
　・苦痛 → 氷枕の害はまずなし
　・酸素消費、心負荷など → 膝窩・鼠径クーリング
③ それでも症状が強ければ解熱薬
　　→血圧が下がることがあるので注意

解熱鎮痛薬のはたらき

少し難しい話をします。捻挫を例にしてお話ししたときに、サイトカインが出て「大変なことが起こっているぞ」という指令を出すという説明をしました。発熱に関しては、サイトカインの命令で作られるプロス

タグランジンという物質がはたらいています。プロスタグランジンが視床下部にはたらきかけて、熱を上げろという信号を出すのです。これが術後の侵襲で発熱が起こるしくみです。細菌感染が起こっても同じようにプロスタグランジンが出て、熱を上げろという指令が出てきます。

では、解熱鎮痛薬がどういうはたらきをするかというと、プロスタグランジンの産生を抑えます。アセトアミノフェンやNSAIDsがプロスタグランジンの産生を抑えて、その結果として熱を下げるというはたらきをしているわけです。ですので皆さんには、解熱鎮痛薬はプロスタグランジンを抑えるということを知っておいてもらいたいと思います（図4-29）。

図4-29. 解熱鎮痛薬

プロスタグランジン産生を抑えるはたらき

❖ アセトアミノフェン：カロナール®（内服）
　　　　　　　　　　　アセリオ®（点滴）
・腎臓への負担がない
❖ NSAIDs：フルルビプロフェン（ロピオン®；注射）
　　　　　　ロキソプロフェン（ロキソニン®）
　　　　　　ジクロフェナク（ボルタレン®）など
・作用は強い
・腎臓への負担あり（腎機能障害あれば×）

NEWS 感染症における解熱の予後

　2015年12月に出されたニュースについてお話しします。感染症疑いで熱が出ているICUの患者に対して、アセトアミノフェンを使って熱を下げるべきか、下げないべきかというランダム化比較試験の結果が出ました[1]。試験の結果、「ICUから早く出られるか」「90日後の死亡割合」のどちらの予後についてもプラセボ群との差がありませんでしたので、今のところ「熱を下げても悪いことはない」「熱が出たからといって、下げなくてもよい」というのが最新の知見です。

　また参考までに、日本の敗血症診療のガイドラインでは、ルーチンの解熱療法を実施しないことを弱く推奨するとなっています。

⑧検査結果の異常を読み解く

○検査結果は白血球とヘモグロビンに注目！

　最後に検査結果の異常について見ておきましょう（図4-30）。
　採血検査の結果で、術後に特徴的な変化をするのは、白血球とヘモグロビンです。そのほかは、術後だからといって特別に異常値の基準がいつもと変わるということはありません。

図 4-30. 検査結果の異常　これだけ

- 血算：WBC、Hb、Plt
- 生化学：Na、K、BUN、Cr、Glu
- 凝固機能：PT、ATPP
- 肝機能：T-bil、AST（GOT）、ALT（GPT）

術後に特徴的な変化をするのはWBC、Hb

ヘモグロビン　術後2〜3日目の変化を見逃すな！

まずはヘモグロビンに関してです。**図4-31**の緑の線がヘモグロビンの数値の変化。下の棒グラフは尿量です。

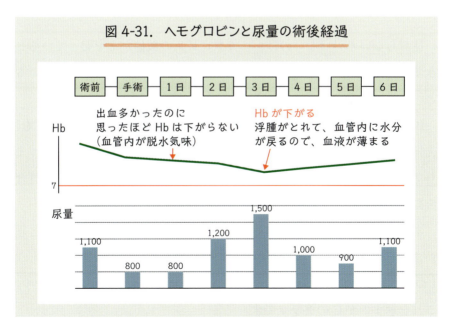

図 4-31. ヘモグロビンと尿量の術後経過

ヘモグロビンは、手術の翌日よりも術後2〜3日目のほうが値が下がります。そして4日目以降に戻ってきます。どうして2〜3日目に下がるのでしょうか？　手術が終わった直後というのは、出血した分だけ下がるはずです。気持ち的には「もう少し下がってもいいのかな」と思うのですが、手術翌日には案外下がらない。これは術直後は血管内が脱水気味になっていることが多いからです。ところが、手術から2〜3日たつと、血管から漏れてむくみの原因になっていた水分が血管の中に戻ってきます。この結果、ヘモグロビンも薄まります。よって、2〜3日目にヘモグロビンが下がります。これはちょうど、利尿期と同じタイミングになります。

　整理しますと、ヘモグロビンは手術翌日よりも2日目や3日目のほうが下がる。その後、元に戻っていきます。これが正常な変化です。

ヘモグロビン 7未満は輸血の適応、急上昇は要注意

　注意しないといけないのは、ヘモグロビンの数値が7を切っているときです。図4-32のAのグラフのように、手術の翌朝に7を切っていると、早々に輸血の適応になります。

　Bのグラフのように、手術翌日はギリギリで7を保っていたとしても、先ほどの話でいくと、2日目や3日目にはそれよりも下がります。つまり7を切る。だから手術翌日の数値を見た段階で、その後の薄まり具合を勘定に入れておくといいと思います。

　あと、たぶん皆さんは、ヘモグロビンの減少を注意して見ていると思います。急に減ったら問題が起こったと考えがちですよね。でも、もう1つ注意してもらいたいのは、ヘモグロビンの値が急に上がるときです。これを示すのがCのグラフです。

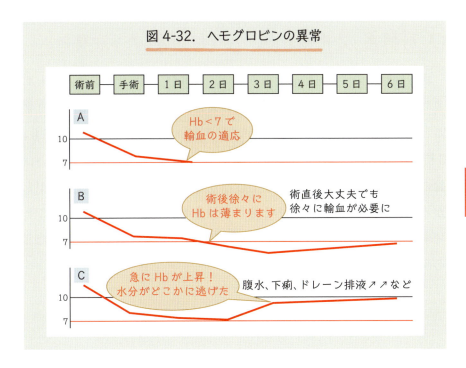

図 4-32. ヘモグロビンの異常

　術後に 7.5 ぐらいのヘモグロビンの値だと、2 日目は 7 ぐらいになるはず。それが突然、3 日目に 8 とか 9 とかになったら問題ありです。これは血がすごく濃くなったということで、水分がどこかに逃げていることを意味します。腹水とか下痢とかドレーン排液とか、あるいは腸閉塞とかで、急に水分が逃げたということになります。
　繰り返しますが、ヘモグロビンが急に濃くなる、つまり数値が上昇したときというのも注意してください。減るのはだいたい皆さんわかると思いますが、急に濃くなったら要注意。「何で脱水になったのかな？」「何で濃縮したのかな？」というのを考えてもらうと、腸閉塞などの早めの発見につながることがあります。

◯ 肝酵素 2桁は安心。100に到達したら注意を!

　次は肝酵素です。肝酵素というのは、数値が2桁で赤字になってもあまり気にすることはないです。麻酔の薬を使ったり抗菌薬を使ったりすると少し上がることがありますが、どうということはないです。でも、3桁になってくると注意が必要（**図4-33**）。肝臓を切ったり、あるいは胃の手術で肝臓をすごく押さえつけたりしていると、術後に肝酵素が上がることがあるんです。このときの要注意の目安が、100を超えることです。同じような手術をしていても、数値が2桁で動いている範囲だと心配はあまりありません。

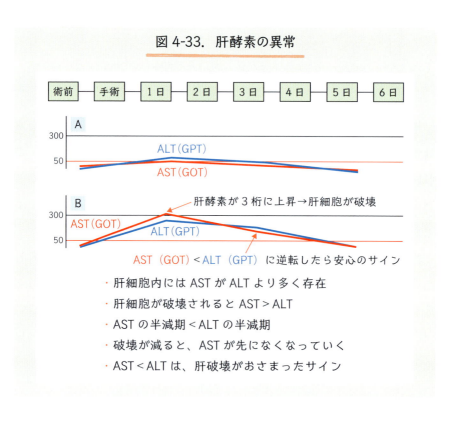

図4-33. 肝酵素の異常

3桁を超えると、「原因は何かな？」と考えてもらったらいいかなと思います。肝酵素の数値が3桁に乗ると、原因を探すという感じです。

　肝酵素は肝臓にたくさんありますので、この数値が上がってくると、肝細胞が壊れている可能性があります。このように、肝臓に関係することを考えてもらったらいいかと思います。ただ、1つだけ例外として、心筋梗塞のときも上がります。このことだけは注意しておいてください。

　話を戻しましょう。肝酵素が上がったら、肝細胞が壊れている可能性を考えます。もちろん、手術のときに肝臓を触っているようなら、肝細胞が壊れていて当然です。だからそれほど心配はいらないです。それに対して、手術で肝臓を触っていないのに数値が上がっているようなら、薬の影響や門脈血栓などはないのかな、ということを疑います。

◯ 肝酵素　ALTがASTを逆転したら安心の合図

　肝酵素が安心であることを教えてくれるサインとして、ASTとALTの逆転のタイミングがあります。この2つを比べると、ASTのほうが肝細胞内に量が多いです。だから普通、肝臓から漏れて出る量（値）はASTのほうが高くなります。ところが、減ってくるスピードはALTのほうが遅い。ALTは減りにくいのです。これを示しているのが図4-33のBのグラフ。見比べてみると、最初にポーンと上がっているのは赤、すなわちASTで、青のALTよりも高くなる。肝細胞が壊れるのが終わって酵素が新たに出てこなくなってくると減っていくだけになります。減っていくときは、赤のASTのほうが早く減り、青のALTはゆっくりと減っていく。つまり、両者はどこかのタイミングで上下が逆転する。ASTとALTの上下関係が逆転したら、「もう正常化するな」ということがわかるのです。

◯ まとめ 肝酵素の術後経過

　肝酵素の話をおさらいしましょう。まず、肝酵素が3桁に上がってきたら注意します。それから、ALT が AST を逆転したら、もう大丈夫だという合図です。肝細胞が壊れ続けている間は AST のほうが上です。肝細胞の破壊がおさまってくると、ALT が AST を上回ります。

　機会があれば、肝臓の値が上がっている人の AST と ALT を見てみてください。最初は AST のほうが上です。何日かすると AST のほうが先になくなっていって、ALT が逆転します。これが安心のサインです。ずっと AST のほうが高いときは、どんどん肝細胞が壊れ続けているという意味です。

5時間目

術後の疼痛を
マスターする！

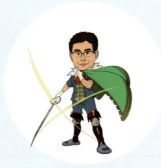

①痛みを測る

術後の疼痛についてはまず、知識として「疼痛スケール」について知っておきましょう（図5-1）。術後に用いる疼痛スケールは、どれがいいかということは特に決まっていません。皆さんが所属するそれぞれの施設で、医療スタッフみんなが共通して使えるものがあればそれでいいです。看護研究で使うのであれば、有名なスケールを選んで使えばいいでしょう。

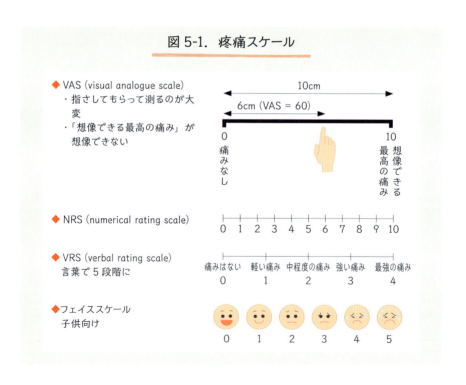

図5-1. 疼痛スケール

どのスケールがいいかは決まっていません。記録や比較のために数値を取りたいということであれば、VASやVRSあたりから選んでもらったらいいでしょう。実際のところ、術後の患者さんに指を指してもらうのはなかなか難しいので、より答えやすいVRSが便利かなと思います。

②疼痛コントロールの種類

実際の疼痛コントロールの方法ですけれども、最近はいろいろなものが出てきています（図5-2）。

図5-2. 疼痛コントロールの方法

- ◆硬膜外麻酔（epidural analgesia）
- ◆IV + PCA（持続静注＋PCA）
  PCA：patient controlled analgesia
- ◆間欠的投与
  - ・経静脈 ┤ 非オピオイド
    　　　　　 NSAIDs
    　　　　　 アセトアミノフェン
  - ・経口

メジャーなところでは硬膜外麻酔（通称：エピ、硬膜外）というのがあって、これをしっかり知っておいてください。ただ、最近は手術の方法として腹腔鏡が増えてきたので、それに伴って硬膜外による疼痛コントロールは減ってきている感じがします。

硬膜外に代わる疼痛コントロールの方法として、硬膜外は入れずに持続静注で痛み止めを流し、あとは痛いときに患者さんにボタンを押してもらう IV + PCA という方法もよく使われます。その他、痛くなったら間欠的に鎮痛薬を投与する方法も昔からよく用いられています。

　この間欠的に投与する方法をもう少し発展させて、時間を決めて経時的に投与する方法もあります。例えば手術の当日は 8 時間ごとに投与するといった具合です。このときに用いる薬剤は、経静脈だと非オピオイド系の薬や NSAIDs、アセトアミノフェンがあります。あと、経口で間欠的に投与する薬もあります。

③硬膜外麻酔（エピ）

　1 つずつ見ていきましょう。まずは硬膜外麻酔についてです。

　エピは手術室の中にいないとなかなか見る機会はないのですが、手術が始まる前に患者さんの背中に入れています。チューブが刺さったところは皆さんも見ていると思いますが、手術のとき、麻酔をかける前に患者さんを横にして、背骨の棘突起の間のところに針を刺して、そこに細いチューブを入れています（図 5-3）。

　背中から刺す麻酔には、似たようなものがもう 1 つあります。それは脊髄くも膜下麻酔で、下半身麻酔やルンバールとも呼ばれています。ルンバールは虫垂炎とか痔の手術をするときに使います。エピとどこが違うかというと、脊髄くも膜下麻酔は、針先が髄液のたまっているところまで入ります。対する硬膜外麻酔は、髄液の入っている袋の 1 つ外のと

ころまでしか針先が入りません。その違いです。

　エピは髄液がたまっている1つ外の硬膜外腔というところに針先を入れるので、髄液の中に麻酔薬が混ざって広がるわけではないです。ですから神経全部が麻痺するのではなく、痛みに優位に効き、運動麻痺が出にくいと言われています。

　ルンバールは髄液に麻酔薬を混ぜるので、その領域の神経全部が麻痺します。痛みも止まりますが、足も動かなくなるのです。

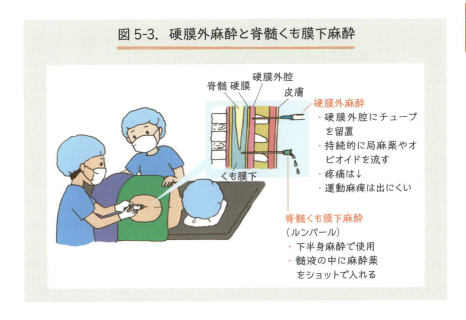

図5-3. 硬膜外麻酔と脊髄くも膜下麻酔

④ IV + PCA

　最近は腹腔鏡の手術が増えて、創も小さくなってきています。そこで、

硬膜外麻酔の代わりにフェンタニルやモルヒネといったオピオイドを持続静注するケースも増えてきました。点滴の側管から持続でずっと流しておいて、あとは患者さんが痛いと思ったときに自分でボタンを押して追加を行うのです。これが PCA です（図 5-4）。こういった方法も増えてきています。

図 5-4．IV + PCA

- ❖ 点滴の側管から持続でオピオイド（フェンタニル or モルヒネ）を静注
- ❖ PCA（patient controlled analgesia）
  - ・患者さんが好きな時にボタンを押して追加投与できる
  - ・15〜30 分かけて 1 回量がたまる

注意
- ・呼吸回数をモニター、10 回以下ならコール
- ・嘔気、掻痒感が出ることあり

静注の PCA も、痛みをコントロールする有用な方法です。ただ、静注で麻薬を入れているので、呼吸回数をしっかり見ておくことが重要です。あと、若い女の人の場合、吐き気やかゆみを訴えることが多い印象があります。エピではそれらの訴えは少ないですね。

モルヒネとフェンタニルは同じような薬ですけれども、モルヒネよりもフェンタニルのほうが副作用がかなり少ないと言われています（図 5-5）。フェンタニルの欠点は値段が高いことです。

図 5-5. モルヒネ、フェンタニルの副作用発生頻度（PCA 施行時）

	モルヒネ（%）	フェンタニル（%）
悪心・嘔吐	31	18
掻痒感	16	3
尿閉	16	3
鎮静	8	1
呼吸抑制	8	4
頭痛	7	3
錯乱	5	0
不穏	2	1
幻覚	0	0

（文献 1 より引用改変）

⑤間欠投与

非オピオイド

　次は間欠投与について見ていきましょう（図 5-6）。間欠投与といえば非オピオイドと NSAIDs とアセトアミノフェン。このへんを押さえておいてください。よく知られているモルヒネとフェンタニルはオピオイド、いわゆる麻薬ですので、区別しておいてください。

　非オピオイド系で代表的なものは、ペンタゾシン（ソセゴン®）とブプレノルフィン（レペタン®）です。基本的にはたらくところはモルヒネやフェンタニルとほぼ一緒ですが、はたらき方が少し違います。

図 5-6. 間欠投与薬

❖ **非オピオイド**：ペンタゾシン（ソセゴン®）、ブプレノルフィン（レペタン®）
・オピオイドと異なり、一定の量までしか効かない
・オピオイドと同時に注射すると効果が↓の可能性
❖ **NSAIDs**：フルルビプロフェン（ロピオン®）
・腎機能に注意
❖ **アセトアミノフェン**：アセリオ®、カロナール® など
・肝機能に注意

　モルヒネとフェンタニルは、緩和の患者さんなどに使用する際、投与量をどんどん増やしていくと効き目が上がってくると思います。ところがペンタゾシンやブプレノルフィンといった非オピオイド系の薬は、一定量までしか効果が上乗せされません。痛いときにどんどん投与量を増やしたから効き目が上がるかというと、そういうわけではないのです。1日3回とか2回と決まっている量を超えても、効果がそれ以上に上乗せされることはありません。

◯ オピオイド静注時に非オピオイド系の併用はNG

　1つ知っておいてほしいことがあります。先ほど説明したIV + PCAのときにモルヒネやフェンタニルといったオピオイド系の薬を使っている場合、間欠投与でペンタゾシンやブプレノルフィンなどの非オピオイド系薬剤を使うと拮抗して作用が弱まってしまうことがあります。ですので、IV + PCAが末梢でつながっているときに痛みが増えた場合は、ペンタゾシンを追加というのはあまり良くないです。効果を打ち消し合

うことになるからです。ペンタゾシンやブプレノルフィンを、モルヒネやフェンタニルと一緒に使わない、ということは知っておいてください[2]。

　では、硬膜外にモルヒネやフェンタニルが入っているときに、末梢からペンタゾシンやブプレノルフィンを打つのはいいかどうかですが、これについてはちょっと難しくて、意見が分かれています。「薬の機能的には打ち消し合うはたらきがあるので、同時に使わないほうがいい」と言う先生もいます。ただ、「硬膜外と静注だと作用箇所が少し違って、実際には効くという報告もあるので、同時に使ってもいい」と言う先生もいます。ここは意見が分かれるので、どちらでもいいです。病院の方針に従ってもらったらいいと思います。しかし静注で両者を混ぜるのはダメです。IV＋PCAのときは一緒に使わない。硬膜外のときは、病院によって一緒に使ってもいいところと悪いところがあります。

◎ NSAIDsとアセトアミノフェン

　次はNSAIDs、すなわち注射薬のロピオン®（フルルビプロフェン）です。4時間目でも言いましたが、この薬では腎機能に注意してください。

　アセトアミノフェンはあまり注意することはないのですが、肝代謝される薬なので、肝機能に注意しましょうということが書かれています。しかし、かなり肝臓が悪いときに注意するぐらいで、NSAIDsの腎臓ほど気にすることはありません。

◎ なぜ、NSAIDsで痛みを抑えると胃が荒れる？

　少しややこしい話をします。これまでに何度かお話ししましたが、体に侵襲が加わったらサイトカインが「大変だ！」というシグナルを出して、そのときにプロスタグランジンという痛みの原因物質が出ると言い

ました。また、プロスタグランジンは熱を上げろという指令も出すと言いました。

　実はプロスタグランジは、他にもいろいろな役割をもっています。プロスタグランジンは胃粘膜保護もしています。それから腎臓の血管を広げたりもします。

　NSAIDs は末梢でプロスタグランジンを阻害するので、痛みの原因を抑えて鎮痛薬として働きます。プロスタグランジンを抑えるということは、発熱時には解熱効果を持つことにもなります。しかし同時に、プロスタグランジンが持つ腎臓の血管を広げるはたらきも抑えてしまうので、腎機能を低下させます。それからプロスタグランジンの消化管や胃粘膜を保護するはたらきも抑えてしまうので、胃が荒れてしまいます。このように、プロスタグランジンがさまざまなはたらきを持つがゆえに、それをブロックする NSAIDs は効果と同時にいろいろな副作用が出てしまいます。

　それに対してアセトアミノフェンは、脳の中でプロスタグランジンをブロックするのではないかと言われているので副作用が少ないです。NSAIDs と同じようにプロスタグランジンを阻害するのですが、腎機能とか胃粘膜とかに何か障害があるということはないです。

　あと、オピオイドは中枢とか脊髄のところで痛み止めとしてはたらいて、硬膜外麻酔は脊髄ではたらき、局所麻酔は一番末梢の神経のところではたらきます。

　以上のような感じで痛み止めははたらいています。NSAIDs がどうして消化管に悪さをするのか気になったことがあるかもしれませんが、今お話ししたような、プロスタグランジンの幅広いはたらきが理由だったのです。

⑥疼痛コントロール方法の選択

術後に関しては特に決まっているものはありません（**図 5-7**）。各病院の慣れた方法で行ってもらえばいいです。十分にコントロールすることが大切で、それさえできていれば、方法は特に決まっていません。

図 5-7. 疼痛コントロール方法の選択

慣れた方法で、十分にコントロールする

① 硬膜外や IV+PCA があれば、量を調節
② ①がなければ（or ①の補助として）
　　　非オピオイド or NSAIDs or アセトアミノフェン
③ ②が無効なら①を行う

コントロール方法を検討する際の基本的な考え方ですが、まず、硬膜外や IV + PCA といった、いわゆる疼痛のための特別な処置がされているのであれば、それを軸にします。硬膜外とか IV + PCA はベースの流量が調整可能ですので、患者さんが「痛い」と言うようだったら、流量の調節から始めてもらったらいいと思います。

硬膜外や IV + PCA がない場合や、あるいはその補助として使う場合は、非オピオイドか NSAIDs、またはアセトアミノフェンなどの間欠的な投与を行います。一方、硬膜外や IV+PCA がない状態で、間欠的な投与、すなわち単発の痛み止めでは痛みがおさまらない場合は、IV

＋PCA を後から追加して対応してもよいでしょう。

　IV＋PCA はそれほど面倒くさくありません。ですから、フルルビプロフェン、ペンタゾシンなどを3時間おきに打っても痛みがおさまらないようなら、IV＋PCA を付けたらいいと思います。

　繰り返しますが、特にどの方法がいいというのが決まっているわけではありません。要はしっかりと痛みを取れればいいということです。

> 6時間目

術後の感染を防げ!

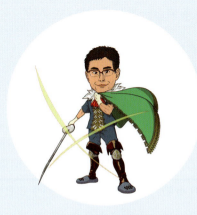

①知っておきたい！ 感染予防の理論

次は「術中の感染」の話をします。術中に行う感染予防の対策に関しては、たぶん病棟の看護師さんが関わることは少ないと思います。とはいえ、どういう理論に基づいて感染対策が行われているのかということは知っておいてもらいたいと思います。

手術部位感染はいつ起こる？

「今どきの外科感染症」という話ですが、少し考えてみてください。手術部位感染、すなわち、術後に病棟で創が化膿してきたときに、その感染の一番の原因になっているのはいつの出来事でしょう。可能性は3つ。1番は手術の最中の細菌汚染。2番は血流由来の細菌感染。3番は術後の病棟での処置が悪かった（図6-1）。さあ、どれでしょう？

図6-1. 手術部位感染の一番の原因はいつか？

❖1 手術の最中の細菌汚染
❖2 血流由来の細菌感染
❖3 術後創部の処置時の不潔操作

答えは1番です。ということは、術後、患者さんの創が感染したら、病棟の看護師さんが何か言われる筋合いは全くないということです。術後に患者さんの創が感染する原因は、手術にあります。術後の管理でよ

ほど変なことをしない限りは、術後の処置が原因で感染症になることはありません。

したがって、術後の創感染を防ぐために一番注意しないといけないのは術中です。そのためにどういうことをしているかを次にお話しします。

抗菌薬の狙いは細菌を全滅させること！？

人間の体にはいろいろな菌がたくさんいます。手術で使う抗菌薬はこれらを全部消滅させようというわけではありません。全滅させようとすると、むしろ、薬の副作用で耐性菌がたくさん出てきてしまいます。ですから手術のときに目的としているのは、おなかを切ったり腸管を切ったりするときに邪魔してくるような細菌だけを薬で抑えることです。

全部の菌を消滅させたほうがよかったら、手術のときにカルバペネム系薬（チエナム®、メロペン®）やバンコマイシンなどを使えばいいのですが、そういうわけにはいきません。基本的に、手術のとき邪魔しそうな目立った細菌だけを叩きます。

②抗菌薬をマスターする！

体にはたくさんの常在細菌が暮らしている

人間の体には、いろいろなところに常在細菌として多種類の菌がたくさんいます（図6-2）。

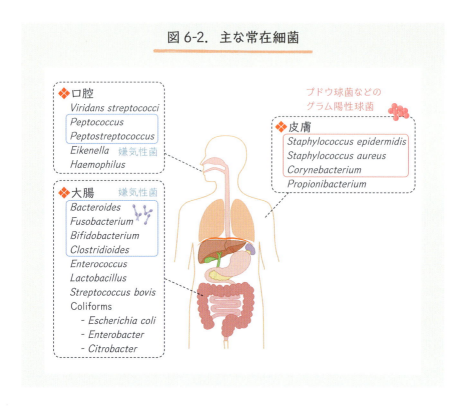

図 6-2. 主な常在細菌

　皮膚にはブドウ球菌、レンサ球菌とかのグラム陽性球菌という、ブドウ球菌の仲間たちがいます。大腸の中や口の中には嫌気性菌といって、酸素があると育ちにくい特殊な菌がいます。嫌気性菌は感染すると臭いにおいがする菌です。これは便のにおいに近いんですけれども、そういうものが口の中とか大腸の中にいます。

　繰り返すと、皮膚にはブドウ球菌の仲間たちがいて、大腸や口には嫌気性菌の仲間たちがいます。このへんを考えて薬を選びます。

手術部位によって抗菌薬を使い分ける

　皮膚や上部消化管（胃、食道）、肝胆膵、肺の手術には大腸が関係しないので、基本的にはブドウ球菌の仲間たちに効く抗菌薬だけあればいいです。嫌気性菌やその他の菌を殺す必要は全くありません。ブドウ球菌の仲間に効く薬は何かというと、セファゾリン（セファメジン®）という薬です。こういった第一世代という薬がブドウ球菌の仲間たちにしっかり効くので、この薬を使います。

　それに対して口・鼻・喉、大腸、腟とかには嫌気性菌がいますので、こういうところを手術するときは嫌気性菌を抑えることを考えます。嫌気性菌に効く薬は何かというと、セフメタゾール（セフメタゾン®）やフロモキセフ（フルマリン®）です。

　大腸が関係しないところはセファゾリン、嫌気性菌がいるところはセフメタゾール。基本的にはこのどちらかで、ほとんどの手術に対応できます（図6-3）。

図6-3. 手術部位によって抗菌薬を選ぶ

❖ **皮膚、上部消化管手術、気道の手術など**
ブドウ球菌の仲間に効く抗菌薬：
セファゾリン（CEZ、セファメジン®）
(*Escherichia coli*、*Klebsiella pneumoniae* にもある程度効果あり)

❖ **口鼻咽喉頭、大腸、腟の手術など**
嫌気性菌に効く抗菌薬：
セフメタゾール（CMZ、セフメタゾン®）
(≒フロモキセフ〔FMOX、フルマリン®〕)

最近、『術後感染予防抗菌薬適正使用のためのガイドライン』という、どの手術のときにどの抗菌薬を何日間使ったらいいかをまとめたガイドラインが出ました[1]。日本外科感染症学会と日本化学療法学会が出していて、日本の現状に即したものになっています。ホームページからダウンロードができるので、一度見てみてください。

手術時の投与タイミング

病棟の仕事からは少し離れる話になるかもしれませんけれども、どういうことをやっているかを知っておくと役立つと思います。

まずは「適正なタイミング」です。手術室では、抗菌薬は執刀開始までに入れる、ということになっています。皮膚を切るときに、そこに菌がいると創の中に入ってしまいます。そのため、執刀時にはすでに抗菌薬が体の中に回っているようにしておかないといけません。ですから執刀までに抗菌薬を入れます。

図 6-4 では「執刀開始前 60 分以内に投与が大原則」となっていますけれども、だいたい麻酔の導入が終わったらすぐ入れます。そして執刀までに薬が入り終わっているというのが原則です。ですので、手術までに病棟から薬を持っていかないといけません。

図 6-4. 抗菌薬の適正な投与タイミング

◆大原則：執刀前 60 分以内に投与（1 回目）
・皮切時に十分な抗菌薬の濃度を得る
・時間がたつと、抗菌薬の濃度が下がる
◆術中の追加投与は約 3 時間ごとに行う
（セファゾリン、セフメタゾール、フロモキセフ）

メディカ出版のおススメ！10 2021

▶新刊 看護学一般

看護師失格？
認知機能が低下した患者をめぐる看護師の面談録

認知機能が低下した患者の問題行動に、叱責し、咎め、無視するなどうまく対応できない看護師のために、理論的かつやさしく解決のヒントを提示した一冊。

■小林 雄一 著
■立神 粧子 神経心理ピラミッド監修

「患者に優しくしたい」と懸命に働くすべての看護師へ

●定価1,980円（本体+税10%）●A5判 ●192頁 ●ISBN978-4-8404-7581-5

▶新刊 看護管理

CandY Link Books
オンラインと対面のハイブリッド教育研修
医療者のための教える技術

研修の参加者が意欲的に学習し、実践に役立てるために必要な講師の3つのスキル「教え方のスキル」「研修設計力」「研修運営力」を具体的に提示！

■杉浦 真由美 著

オンライン＆リアルで効果の高い教え方がわかる

●定価2,750円（本体+税10%）●A5判 ●240頁 ●ISBN978-4-8404-7580-8

▶新刊 腎・泌尿器

下部尿路機能障害のやさしい入門書
ねころんで読める排尿障害

テレビなどで活躍中のDr. 髙橋悟が、これまでの治療経験のすべてを"漏れなく"、わかりやすく、ストレートに語った全医療者の必読書！

■髙橋 悟 著

排尿トラブルの治療・ケアが100分でわかる！

●定価2,750円（本体+税10%）●A5判 ●184頁 ●ISBN978-4-8404-7582-2

※消費税はお申し込み・ご購入時点での税率が適用となります。

まだまだあります！ 注目の新刊！

新刊 手術・麻酔　オールカラー

オペナーシング2021年秋季増刊
麻酔看護ぜんぶ見せ　パーフェクトBOOK
現場のふとした"なぜ？"を取り上げたQ&Aもたっぷり！

麻酔介助、手術・基礎疾患別のアセスメント、麻酔薬、緊急時の対応まで、実践知識を網羅的に解説した活用度100%の一冊！

■山本 千恵 編集
■石田 和慶 医学監修

要点厳選の麻酔看護オールインワンブック！

● 定価4,400円（本体＋税10%）　B5判　276頁　ISBN978-4-8404-7310-1

新刊 糖尿病　オールカラー

糖尿病ケア2021年秋季増刊
薬の特徴・処方のポイント・インスリンポンプ療法がわかる！
糖尿病のくすり 徹底ナビゲートBOOK

基礎知識から症例で学ぶ処方のポイント、合併症・関連疾患の薬、注意したい市販薬まで網羅。作用機序や使い方の図解は患者説明に使える！

■武藤 達也 編集

ダウンロードできる患者説明シートつき

● 定価4,400円（本体＋税10%）　B5判　248頁　ISBN978-4-8404-7444-3

新刊 小児看護　オールカラー

赤ちゃんを守る医療者の専門誌 with NEO 2021年秋季増刊
治療法選択・ケアのエビデンスがつかめる
新生児の呼吸・循環
判断力・実践力UPのためのケース71

症例を通して、判断・治療・ケアのポイントやエビデンスを徹底解説！類似症例と出会ったときの指針としても役立つ。

■千葉 洋夫／中西 秀彦 編集

新生児の呼吸管理・循環管理が一冊に！

● 定価5,500円（本体＋税10%）　B5判　320頁　ISBN978-4-8404-7317-0

今月の1冊！ 感染症・感染管理　オールカラー

インフェクションコントロール2021年夏季増刊
指導＆研修に使える！
最新版　ICTのための新型コロナウイルス
パーフェクトマニュアル

患者対応の注意点やハイリスク部門でのポイントなど、現場の疑問に専門家陣が最新情報＆自身の経験をもとに実践知識を解説！

■堀 賢 編著

マニュアルや資料作成に使える図表＆イラスト39点

● 定価4,400円（本体＋税10%）　B5判　276頁　ISBN978-4-8404-7360-6

好評書籍 おかげさまで、増刷出来!!

ケアの実践知識を詰め込んだ入門書!

ICU オールカラー

カラービジュアルで見てわかる!
はじめてのICU看護

- 石井 はるみ 編著
- 定価2,860円（本体+税10%） ●B5判 ●136頁
- ISBN978-4-8404-4011-0

人工呼吸に関わるすべての医療職必携!

呼吸器 オールカラー

みんなの呼吸器 Respica 2020年夏季増刊
「やりたいこと」がすぐできる!
人工呼吸器つかいこなしクイックリファレンスブック

- 横山 俊嗣／春田 良雄 編著
- 定価5,500円（本体+税10%） ●B5判 ●328頁
- ISBN978-4-8404-7096-4

最前線の現場から生まれた本当に使える一冊

循環器 オールカラー

看護師・研修医・臨床工学技士のための
実践!カテーテルアブレーション治療とケア

- 中川 義久 監修
- 貝谷 和昭／柴田 正慶 編著
- 定価5,280円（本体+税10%） ●B5判 ●288頁
- ISBN978-4-8404-6164-1

薬剤の中止・再開のタイミングQ&Aミニブック付き

脳・神経 オールカラー

ブレインナーシング2020年春季増刊
ナースが知りたい脳神経外科手術とケアのポイント
術後の危険なサインも原因から対応までしっかり解説

- 菊田 健一郎 監修
- 定価4,400円（本体+税10%） ●B5判 ●256頁
- ISBN978-4-8404-6957-9

整形外科の周術期薬剤30ミニブック付き

整形 オールカラー

整形外科看護2020年春季増刊
治療とケアがひとめでつながる!
整形外科 とっても大事な34の手術と周術期ケア

- 津村 弘 監修
- 定価4,400円（本体+税10%） ●B5判 ●224頁
- ISBN978-4-8404-7074-2

道具や薬の使い分けや注意点が一目瞭然!

消化器 オールカラー

消化器内視鏡技師・ナースのための
内視鏡室の器械・器具・薬

- 山本 夏代／小林 智明 編
- 定価4,400円（本体+税10%） ●B5判 ●260頁
- ISBN978-4-8404-5825-2

患者サポートの視点で頻出レジメンを理解!

がん看護・ターミナルケア オールカラー

YORi-SOUがんナーシング2018年増刊
治療も仕事もサポートします!
まるごと副作用カード
がん化学療法のレジメン44やさしくまなべるBOOK

- 岡元 るみ子 監修
- 定価4,400円（本体+税10%） ●B5判 ●248頁
- ISBN978-4-8404-6556-4

透析看護の基本手技と知識がわかる

透析 オールカラー

カラービジュアルで見てわかる!
改訂2版 はじめての透析看護

- 小澤 潔 監修
- 萩原 千鶴子 編集
- 定価2,860円（本体+税10%） ●B5判 ●148頁
- ISBN978-4-8404-6926-5

▶新刊 周産期医学　オールカラー

実践！
小児・周産期医療現場の災害対策テキスト
いま、小児周産期リエゾンと共に未来を守る

災害医療の基礎知識から、産科・新生児病棟での対応、平時の備えまで完全網羅！チェックリストや用語説明、箇条書きの解説で要点を整理して理解できる！

岬 美穂／和田 雅樹／海野 信也 監修　**ダウンロードできるアクションカードつき**

●定価9,900円（本体＋税10％）　●B5判　●320頁　●ISBN978-4-8404-7574-7

▶新刊 母性看護　オールカラー

実践！外国人妊産婦対応マニュアル
外来・分娩室・病棟ですぐに使えるダウンロード資料付き

マンガで実際のシーンがイメージしやすく、問診票やチェックリスト、パスなど必要な書式もダウンロードできる。誰もが対応できるようになる一冊！

高橋 弘枝 監修　**経験豊富な助産師がポイントを伝授！**

●定価2,750円（本体＋税10％）　●B5判　●136頁　●ISBN978-4-8404-7560-0

▶新刊 助産　オールカラー

女性の美と健康をささえるGasquetアプローチ
産後の身体を守る ペリネのエクササイズ＆サポート
「自分でできる」産後6週間の集中ケアで尿漏れ・腹圧性尿失禁・臓器下垂を予防する！
産後に腹筋群やペリネ（骨盤底筋群）を再構築するエクササイズ、姿勢・呼吸・動作を医学的根拠とともに解説。産後指導に役立つ！

ベルナデット・ド・ガスケ 著
アストリッド・M イラスト
シャラン山内由紀 訳　**ペリネケア先進国のフランス女性から根強い支持！**

●定価3,960円（本体＋税10％）　●A5判　●256頁　●ISBN978-4-8404-7583-9

シリーズ累計20万部超！　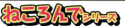　 100分で読める！

ご注文方法	●全国の看護・医学書取扱書店または小社へ直接ご注文ください。 ●小社へは下記ホームページもしくはお客様センターへのお電話・ファックス・郵便のいずれかの方法でお申し込みいただけます。

すべての医療従事者を応援します

株式会社メディカ出版　お客様センター
〒532-8588　大阪市淀川区宮原3-4-30　ニッセイ新大阪ビル16F
☎ 0120-276-591（または06-6398-5051）　FAX 06-6398-5081
⚠ FAX番号のおかけ間違いにご注意ください　[メディカ出版] [検索]

時間がたつと抗菌薬の濃度が下がってくるので、だいたい3時間ごとに追加投与をするというのが基本です。したがって3時間以上の手術だと、たぶん病棟から2セットか3セットの抗菌薬を持っていくことになります。術中は3時間を超えたら追加投与、6時間になったらまた追加投与というのが原則です。

　今の話を詳しく言うと、ガイドラインには「半減期の2倍の時間を目安に追加」と書かれています[1]。でもこれはあまり気にしなくていいです。薬剤ごとに再投与の時間が違うと間違いのもとですので、ガイドラインを参考にして、「3時間ごとに追加投与」でいいと思います。セファゾリンやセフメタゾールは3時間ごとに追加します。

　あとは血がたくさん出たときや熱傷のときにも追加投与を行うことになっています。ここまでは手術の話でした。

太った人には投与量を増やす！

　次はたぶん、病棟ではたらく皆さんに関わってくることだと思います。そして、医師がよく忘れることでもあります。何かというと、体重に応じた投与量の補正です。例えばセファゾリンに関しては、体重が80kgよりも少ないときは投与量は1gでいいと言われています。80kgを超えると2gに増やします。「だいたい倍量にする」ということがガイドラインで言われています[1]（**図6-5**）。

図 6-5. 体重に応じた投与量の補正

抗菌薬 \ 体重	≦ 80 kg	81〜160 kg	>160 kg
セファゾリン	1g	2g	3g
シプロフロキサシン	400mg	600mg	800mg
クリンダマイシン	600mg	900mg	1,200mg
ゲンタマイシン	4mg/kg 1回のみ	4mg/kg (max 420mg)	540mg
メトロニダゾール	500mg	1000mg	1,500mg
バンコマイシン	20mg/kg	20mg/kg (max 2,500mg)	3,000mg

(文献2より引用改変)

　このへんは、医師があまりできていなかったりします。ですので、体重と投与量の関係に気をつけてもらったらいいかもしれません。80kgを超えるとセファゾリンとセフメタゾールどちらも倍量です。太った人では量を増やすというのが基本ですので、注意をして見てもらったらいいと思います。また、機会があれば、最近出されたCDC[3]（アメリカ疾病予防管理センター）やWHO[4]のガイドラインも見ておいてください。

◯ 腎機能が悪いときは回数を減らす

　もう1つ、これも看護師さんの協力があると助かります。腎機能に応じた術中投与間隔です。3時間目のところで、「腎臓が悪いときやCKDがあるときは、抗菌薬の投与間隔を延ばす」という話をしました（p.66）。手術のときにも腎機能が悪かったら、普通は3時間で1回追加するところを8時間ごとにするといった具合に、投与間隔が延びます（**図6-6**）。

腎機能が悪いときは術中も回数を減らすということですね。これは手術室にも当てはまります。手術室の看護師さんが腎機能を把握することは難しいので、病棟から伝えてもらったらいいかもしれません。

図 6-6. 腎機能に応じた術中投与間隔（時間）

抗菌薬	CrCl (mL/min) > 50	20〜50	20
セファゾリン	3〜4	8	16
シプロフロキサシン	8	12	None
アンピシリン・スルバクタム	3	6	12
クリンダマイシン	6	6	6
ゲンタマイシン	5	薬剤師相談	None
メトロニダゾール	8	8	8
バンコマイシン	8	16	None

CrCl：クレアチニンクリアランス　　　　　　（文献2より引用改変）

◯ 投与期間 術後の抗菌薬は長く続けない

「手術後、抗菌薬はいつまで続けるのか」というのは、皆さんもよく悩まれることかもしれません。医師によって言うことが違ったりとか、本によって書いてあることが違ったりすることがあるかと思います。

最近出された、WHOやCDC、アメリカ外科学会のガイドラインでは、「術後に抗菌薬は使用しない」と記載されていて、これが世界の標準になっています。術後に抗菌薬を使った患者と使わなかった患者を比較した臨床試験では、はっきりとした効果が示されなかったので術後は使わない、というのが海外の考え方です。

一方、日本では術後の抗菌薬を長く使っていた歴史があるため、術後の抗菌薬を短くして大丈夫なことが証明されたら短くするという考え方です。昔の日本では、術後1週間から2週間使っていたりもしました。そうすると耐性菌がたくさん出ていたので、「これは良くない」ということで術後の使用期間がだんだん短くなっていきました。学会でも「短くしましょう」と呼びかけていて、今、やっと2～3日ぐらいになってきています。それでももっと短くすべきと言われています。最近の日本のガイドラインでも「基本は単回～24時間以内」「48時間を超える投与は耐性菌が増える」と書かれています。

　そこで皆さんに知っておいてほしいのは、術後の抗菌薬は長く使わないということです。「抗菌薬は術中だけ」「病棟に帰ってきたら使わない」というのが世界の標準で、日本でも「術後の抗菌薬は24時間以内」となっています（**図6-7**）。それ以上の期間にわたって使うと耐性菌が増えることが明らかになっています。抗菌薬は長く使えば使うほど変な菌が増えてしまうのです。

図6-7. 予防抗菌薬の投与期間

単回～術後24時間の投与が基本
48時間を超える投与は耐性菌↑↑

[48時間まで] 人工関節・脊椎（人工物）手術、心臓手術、胆道再建手術、膵頭十二指腸手術

● 予防投与と治療投与では投与期間が異なる

　ここまでは、予定手術のときの抗菌薬の使い方として「術後は使わない」あるいは「基本は24時間以内まで」というのが標準だという話をしてきました。でも、例えば腹膜炎とかの人の場合は、やはりしばらく使わないとダメです。

　実は今までお話ししてきたのは、予防投与についてです。「予定の手術で感染が起こったら怖いから、予防のために抗菌薬を使おう」という状況での話でした。それに対して今からお話しするのは、腹膜炎とか感染症の人の治療のための抗菌薬についてです。先ほどまでが予防のための抗菌薬（予防投与）で、今からがすでに感染している人を治療するための抗菌薬（治療投与）。この２つは話が違います。前提として、そこを理解しておいてください。

　さて、治療投与ですが、治さないといけないときは治るまで抗菌薬を投与します。不潔な状態の手術や感染している状態の手術では、感染が治るまで抗菌薬を使います。投与の期間はだいたい１週間です。これが治療投与です。

　繰り返しますが、「予防投与」と「治療投与」の２つがあるということを知っておいてください。治療投与というのは腹膜炎や虫垂炎が穿孔しているときに行うので、感染が治るまでしっかり抗菌薬を使います。投与期間はだいたい５日〜１週間です。それ以外の予定手術で、「今は感染していないけれども感染したら嫌だな」というときに行う投与は予防投与です。

　予防投与と治療投与は、細かいことを言うと、創の分類に応じて使い分けることもできます（図6-8）。きれいな創とか、消化管を切ったり

する程度の少し汚い創であれば、予防投与で構いません。それに対して、汚染／感染創や腹膜炎では治療投与を行います。

図6-8の創分類に従うなら、不潔、汚染、感染の場合は治るまで抗菌薬を投与します。つまり治療投与です。それ以外、すなわち清潔や準清潔のときは予防投与を行うというふうに分けられます。

> **図6-8. 創の汚染度による分類**
>
> ❖clean 清潔創 → 予防投与
>   皮膚を切開、口腔/消化管/気道/腟など無関係
>   甲状腺、心血管、乳腺、ヘルニアなど
> ❖clean-contaminated 準清潔創 → 予防投与
>   口腔/消化管/気道/腟の関係する手術
>   清潔操作が行えている
> ❖contaminated 不潔創 → 予防 or 治療投与
>   消化管の内容が大量にこぼれた手術など
>   清潔操作が不可能になったもの
> ❖dirty / infected 汚染/感染創 → 治療投与
>   腹膜炎など

これらのことから分かるのは、「術後は抗菌薬は使わない」というのは予防投与の場合だけであって、腹膜炎の人、すなわち感染症の治療の必要がある人は抗菌薬をやめる必要はないということです。腹膜炎をはじめとした感染症にすでにかかっている人は、治るまでしっかり使いましょう、ということです。

○ 治療投与 抗菌薬の変更が必要な注意すべき菌

　病棟で感染が起こると細菌培養の検査を出すと思います。ここからは、検査に出したときにどの菌が要注意か、ということについてお話ししましょう。

　すでにお話ししましたが、手術のときにはセファゾリンとかセフメタゾールという薬を使います。セファゾリンはブドウ球菌に効く薬で、セフメタゾールは嫌気性菌に効く薬。嫌気性菌に効くセフメタゾールは大腸などの手術で使うんでしたね。

　さて、術後に感染の原因になってくる菌は、こういった抗菌薬が効かない菌です（図6-9）。

図6-9. 培養結果でどんな菌が要注意か？

◆セファゾリン、セフメタゾールに無効な菌
・MRSA（メチシリン耐性黄色ブドウ球菌）
・緑膿菌（シュードモナス）
・腸球菌（エンテロコッカス）
◆カンジダが血液培養から出たら
　→ 必ず眼科に診てもらう
　真菌性眼内炎（失明するかも）

　例えばセファゾリンやセフメタゾールが効かない菌として有名なのが、MRSAや、膿が緑っぽくなる緑膿菌（シュードモナス）、腸球菌（エンテロコッカス）です。こういった菌がよく、感染症の原因となります。培養の結果、このへんの菌が出てきたら、抗菌薬を変更しないといけな

いなぁと思ってください。なぜなら、これらは、セファゾリンやセフメタゾールといった手術のときに使っていた薬が効かない菌だからです。

もう1つ要注意なのはカンジダです。これはよく出てくる菌です。創の培養から出てくるカンジダはあまり気にしなくて構いませんが、血培から出てきたら緊急事態です。血培から出てきた場合は、カテーテルに関連していることが多いのですぐにカテーテルを抜き、抗真菌薬を投与。それに加えて、眼科に診てもらわないといけません。

血培からカンジダが出たときは「真菌性眼内炎」の可能性があり、治療をしないと失明してしまいます。ですから、カンジダが血培から出てきたら眼科を受診することを絶対に忘れてはいけません。

まとめ 抗菌薬の使い方

これまでの話をまとめましょう。まず、手術のときに使う抗菌薬の話をしました。抗菌薬はセファゾリンまたはセフメタゾールが基本です。これを手術のときに使って、術後は使いません。使ったとしても1日以内が基本です。

セファゾリンやセフメタゾールを使っていると、抗菌薬が効かないMRSA、緑膿菌、腸球菌などの菌が術後に出やすくなります。これらの菌が出たときは、次は別の抗菌薬を使わないといけないと考えてください。そして血培でカンジダが出たら眼科で診てもらうのを忘れない。

今お話ししたのは、セファゾリンとセフメタゾールが効かない菌です。これらの菌はやっかいではありますが、特別に変わった菌ではないです。使っていた抗菌薬が効かない菌が生き残っているだけです。

③耐性菌をマスターする!

◯ 代表的な耐性菌

　次は耐性菌について知っておいてください。耐性菌は最近よく言われだしてきて、新聞のネタにもなっています。今から説明する耐性菌は、接触予防策を取らないといけない菌です。病棟に部屋が余っているときは個室隔離をして、エプロンを着て対策をしないといけません。それだけやっかいな菌ですので、しっかりと覚えておいてください。耐性菌は細かく種類分けされてたくさんあるのですが、新聞などで話題になったり、実際に院内でも出る可能性が高いのは図6-10に挙げた5つです。

図6-10. 強力な解毒剤をゲットした菌＝耐性菌

- 1　ESBL産生菌
- 2　Amp-C過剰産生菌
- 3　メタロベータラクタマーゼ産生菌
- 4　CRE（カルバペネム耐性腸内細菌）
- 5　MDRP（多剤耐性緑膿菌）

　まず1つ目はESBL産生菌です。これは大腸菌やブドウ球菌といった細菌の名前ではありません。後ほど説明するAmp-C過剰産生菌、メタロベータラクタマーゼ産生菌、CRE（カルバペネム耐性腸内細菌）なども同じです。これらは、抗菌薬に対する強力な解毒剤を持った細菌を

表していて、ESBLやAmp-C、メタロベータラクタマーゼなどはすべて持っている解毒剤の名前なんです。大腸菌やクレブシエラなどといったいつもよく見る細菌がこれらの解毒剤をゲットした結果、いつもなら抗菌薬でやっつけることができていたのに、やっつけられなくなってしまうのです。

　話を戻しましょう。耐性菌の中で、まず知ってほしいのはESBL。たぶんこれが最も多いです。病棟の仕事でちょっと意識をしていれば、絶対に見かけるはずです。それから次に、Amp-C過剰産生菌。3つめはメタロベータラクタマーゼ。4つめはCRE。最近は、CREが出たら保健所に届け出ないといけません。それぐらい国が注目している菌です。最後はMDRP（多剤耐性緑膿菌）です。このへんが重要です。繰り返しますが、基本的には強力な解毒剤を手にした細菌たちのことを耐性菌と呼んでいます。

ESBL産生菌〜効くのはカルバペネムだけ〜

　それでは個々の耐性菌を見ていきましょう。少しややこしくなりますけれども、最初にESBLです。

　まず最低限のこととして、この菌が出たら医師や感染対策の担当者に報告して、接触予防策をとる必要がある、ということを知っておいてください。そしてアルコールでの手指衛生が基本になります。

　少し細かい話になりますが、ESBLは、extended spectrum beta（β）lactamaseの略です。ベータラクタマーゼというのは抗菌薬を破壊する解毒剤です。extendedというのは「広げた」という意味。ですからESBLは、「解毒剤の効き目がすごく広がったもの」という意味になります。

抗菌薬を破壊する解毒剤がベータラクタマーゼですけれども、解毒剤というのは普通、第三世代や第四世代のよく効く薬にははたらかないものです。ところがESBLは基質拡張型、要するにパワーアップしている解毒剤なので、第三世代や第四世代の薬も全部破壊してしまいます。効くのはカルバペネムだけです。カルバペネムといえばイミペネム・シラスタチン（チエナム®）やメロペネム（メロペン®）ですね。セフタジジム（モダシン®）やセフォタキシム（セフォタックス®）、セフォゾプラン（ファーストシン®）は、全部効かなくなります。

　おさらいになりますが、覚えておくべき5つの耐性菌の1つめ、ESBLはパワーアップした解毒剤を持っています。そのため、カルバペネムしか効きません。こういう強力な耐性菌が病棟に広がると大変なので、しっかり接触予防策を取ります。

○ Amp-C過剰産生菌

　2つめは、Amp-C過剰産生菌です。Amp-Cという解毒剤をもともと持った細菌がいるのですが、いつもはこの解毒剤を使わずに温存しています。やっかいなことに、抗菌薬を使っていると細菌が怒って、温存していたAmp-Cという解毒剤をたくさん作り出して抗菌薬を破壊するので、カルバペネムとかセフェピム（マキシピーム®）といった薬しか効かなくなります。エンテロバクターという細菌などがこれに当てはまります。

　まぁ、難しいことは抜きにして、Amp-Cという解毒剤をつくる菌を見かけたら、接触予防策を取りましょう。

メタロベータラクタマーゼ産生菌
～ほぼすべての抗菌薬を破壊する耐性菌～

耐性菌の3つめはメタロベータラクタマーゼ産生菌です。ベータラクタマーゼは解毒剤で、メタロは金属を意味しているのですが、金属と一緒になって破壊活動をします。そして、ほぼすべての抗菌薬（βラクタム薬）を破壊できるというすごいパワーを持っています。このメタロベータラクタマーゼというのを持っていると、カルバペネムが効かないです。つまり、メロペネムとかイミペネム・シラスタチンとかドリペネム（フィニバックス®）とかが効きません（図6-11）。

先ほどお話ししたESBLはカルバペネムは効きますけれども、メタロベータラクタマーゼになるとすべての抗菌薬が効かなくなってしまいます。ですから、ESBLよりも厄介です。病棟でこの菌が広がったら大変です。このような事情があるので、メタロベータラクタマーゼについては絶対に知っておかないといけません。

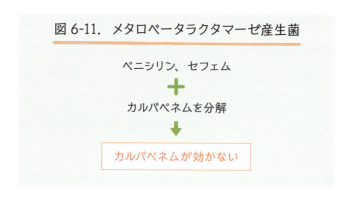

図6-11. メタロベータラクタマーゼ産生菌

CRE〜保健所に届け出が必要〜

4つめはCRE（carbapenem-resistant Enterobacteriaceae）、カルバペネム耐性腸内細菌です。これも耐性菌で、よく見かけると思います。3つめのメタロベータラクタマーゼもカルバペネムを破壊したので、CREの1つなのですが、他にもカルバペネムを破壊するやっかいな細菌がいるので、まとめてCREと言います。また、CREが出たら保健所に届けないといけません。ですので検査担当者から「CREが出ました」という連絡が来たら、その次に「保健所に報告しますか？」と聞かれたりするような菌です。

MDRP〜薬が全く効かなくなった緑膿菌〜

最後にMDRP（multi-drug resistant Pseudomonas aeruginosa）、多剤耐性緑膿菌です。これは緑膿菌ではあるのですが、全く薬が効かなくなってしまった状態です。ここまで紹介してきた5つの菌は、院内で広まるとニュースになって病院の名前が出てしまいます。その中でも特にMDRPは、多剤に耐性がある緑膿菌で使える抗菌薬がありません。

MDRPに対しては、カルバペネム（イミペネム・シラスタチンなど）とかアミノグリコシド（ゲンタマイシンなど）、ニューキノロン（レボフロキサシン〔クラビット®〕など）といった3種類の薬は全部効かなくなります（**図6-12**）。カルバペネムだけではなく、おそらく、皆さんが知っている薬はほぼ全部効かなくなります。こういう菌が広がったらすごく大変です。

図 6-12．MDRP で無効となる 3 系統の抗菌薬

❖ カルバペネム
❖ アミノグリコシド：ゲンタマイシン、アミカシン
❖ ニューキノロン：レボフロキサシン（クラビット®）
　　　　　　　　　シプロフロキサシン（シプロキサン®）
　　　　　　　　　パズフロキサシン（パシル®）

耐性菌が生まれる原因と対策

　ほかにも耐性菌はいろいろありますが、メジャーなところはこの5つです。この5つが広がったら記者会見をするぐらいの事態になります。耐性菌が広がる原因として、WHOは「抗菌薬の大量使用」を指摘しています。手術の後に抗菌薬を使えば使うほど耐性菌が出やすいので、抗菌薬はたくさん使うなということですね。

　あとは、手指衛生や環境整備が不十分だと広がります。また、医療機関の対策不足も耐性菌が広がる原因に挙げられています。

　術後の病棟というのは、通常よりも耐性菌が少し出やすい環境だといえます。ですからもし、ESBL、Amp-C、メタロベータラクタマーゼ、CRE、MDRPを見たら注意してください。名前だけは頭に残しておいてください。解毒剤を持っているので、広がったら大変です。

　少し安心できる点としては、これらは強力な解毒剤ですが、持っている細菌たちは、もともとは普通の細菌です。ですからアルコールの消毒で死んでしまいます（図6-13）。偽膜性腸炎やノロウイルスのときのように、ハイター®（次亜塩素酸）などを使う必要はないのです。ちょっと良かったですね。

図 6-13. 耐性菌の対策

- 手指衛生（アルコールでOK）
- 接触予防策（ガウン、手袋、マスク）
- 基本は個室隔離

○ 偽膜性腸炎とノロウィルスはハイター®で消毒を！

　耐性菌と似ていますが、こちらは解毒剤を持っている訳ではなくて、通常の消毒薬が効かない、頑丈な細菌・ウイルスたちです。有名なのがクロストリジオイデス・ディフィシル（偽膜性腸炎の原因菌）とノロウイルスです。これらの菌は解毒剤を持っているとかの問題ではなくて、もともとの細菌自体が頑丈でなかなか死なないのです。クロストリジオイデスはとても分厚い鎧を着ている細菌です。ノロウイルスというのも全然破壊されません。だからこれらの菌にアルコールは効かなくて、ハイター®での消毒が必要になります（図6-14）。

図 6-14. クロストリジオイデス・ディフィシルとノロウイルスの対策

- 次亜塩素酸（ハイター®）で消毒
  アルコールでの手指衛生ではダメ！
- 個室隔離

　クロストリジウム・ディフィシルという細菌名は、偽膜性腸炎の原因として覚えていると思いますが、最近、この菌の名前が変わりました。

Clostridium が *Clostridioides* になったのです。*C. difficile* とか、CD 腸炎と言うときは、今までとおりで OK ですね。一応名前が変わったということは知っておきましょう。

> **まとめ** 代表的な耐性菌と消毒方法

まとめると、感染対策をしないといけない細菌たちのなかでも、偽膜性腸炎とノロウイルスというのはとても分厚い鎧を着た頑丈な細菌・ウイルスなので、ハイター®を使わないとやっつけられません。一方、ESBL、Amp-C、メタロベータラクタマーゼ、CRE、MDRP といった細菌は、普通の細菌が解毒剤を持ってパワーアップしているので、アルコール消毒でやっつけられます。この違いを知っておいてください。

> ④消毒薬をマスターする！

○ 術中で使う消毒薬

次は消毒薬の話です。手術だけでなく、病棟で何を使うかというのが変わってくるので、是非知っておいてください。

手術のときには、よく知られた消毒薬であるポビドンヨード（イソジン®）か、クロルヘキシジン（ヒビテン®、マスキン®）のどちらかを使います。これらにはアルコール入りのものがあるのですが、アルコール

入りは火がつくことがあるので、それだけは注意が必要です（図6-15）。

消毒薬につてはまず、ポビドンヨードとクロルヘキシジンの違いを知ってもらったらいいかなと思います。

> **図 6-15. 術野に使用する消毒薬**
>
> ◆ ポビドンヨード（イソジン®）
> ◆ クロルヘキシジン（ヒビテン®、マスキン®）
>
> アルコール入りかどうか、判断が必要
> アルコール入りは引火性に注意

最近のWHOのガイドラインでは、術野の消毒は、クロルヘキシジンのアルコール製剤を使うことを勧めています（図6-16）。他にも、アルコールを勧めるガイドラインが多いのですが、引火の危険があるので、しっかり安全性を確保してから導入するのが良いと思います。

> **図 6-16. ガイドラインなどが推奨する消毒薬**
>
> ◆ WHO：クロルヘキシジンのアルコール製剤
> ◆ CDC、アメリカ外科学会：アルコール製剤
> ◆ CDC：アルコール製剤が不可ならクロルヘキシジン

◯ 病棟で使う消毒薬

病棟での消毒について、守らないといけないことがあります。中心静

脈（CV）のカテーテルを入れるときなどは、「0.5％を超える濃度のクロルヘキシジンアルコールを使いましょう」ということがガイドラインで言われています[5]。具体的には、**図6-17**のようなものを使います。

　それと、血培を取るときにも、ポビドンヨードよりもクロルヘキシジンのアルコール入りのほうがいいと言われています[6]。これらのこと、すなわちCVを入れるときと血培を取るときは、クロルヘキシジンアルコールがいいということを、病棟では知っておいてください。

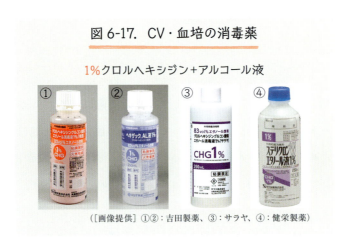

図6-17．CV・血培の消毒薬

1％クロルヘキシジン＋アルコール液

（[画像提供] ①②：吉田製薬、③：サラヤ、④：健栄製薬）

🔸 ポビドンヨードは水が不可欠、イソジン焼けに注意

　たぶん病棟で一番よく使う消毒薬はポビドンヨードだと思います。ポビドンヨードはヨウ素が水と反応して殺菌作用を持つようになるのですが、反応に2分ぐらいかかると言われています。ですので、消毒してからしばらく時間をおくのが基本です（**図6-18**）。

図6-18. ポビドンヨードの作用機序

ポリビニルピロリドン I

$PVPnHI_3 \Longleftrightarrow PVP + nH^+ + nI_3^-$
$I_3^- \Longleftrightarrow I_2 + I^-$
$I_2 + H_2O \Longleftrightarrow HOI + I^- + H^+$
$HOI + H^+ \Longleftrightarrow H_2OI^+$ 　殺菌作用

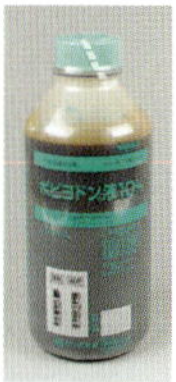

◆ 反応にしばらく時間がかかる　2分以上
◆ イオン平衡が進むには、水が必要

（画像提供：吉田製薬）

　それと、殺菌作用を発揮するためには水がないとダメです。よく「ポビドンヨードを使うときは乾燥していないといけない」と言うのですが、完全に乾燥してしまったらこの反応が進まなくて殺菌作用が出ません。これは正しくは、「ポビドンヨードを使ったら乾燥するくらいまで待たないといけない」と言うべきです。使うときは水が必要。効果を発揮するまで時間がかかるから、その間に水はなくなって乾燥する。だから、乾燥するぐらいまで待つ。そういう意味です。水がなくてカラッカラだと、全然、殺菌作用が発揮されません。

　逆に、もし水がずっとあるとどうなるかというと、ひたすら殺菌作用を持つものが産生され続けます。ですので、イソジン®液が染みこんだベッドに患者さんが寝ていたりすると、イソジン焼けという化学熱傷が起こります（図6-19）。病棟でCVを入れるときなどに、首の下とか背中にずっと染みこんでそのままになっていたりすると、こういうイソジン焼けが起こってしまうので注意しましょう。

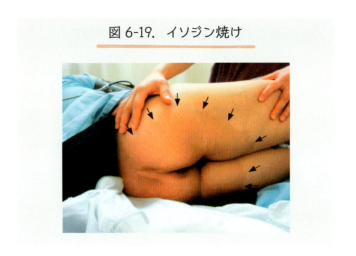

図 6-19. イソジン焼け

クロルヘキシジンとアルコール

　クロルヘキシジン（ヒビテン®、マスキン®）のアルコール製剤は、CVなどを入れるときに使用するとその後の感染が減るとされています。そのため、病棟でも使用が増えていると思います。ただ、口や鼻などの粘膜・耳には使えないということは知っておいてください。

　あとはアルコールですけれども、アルコールは即効性があって非常に有効な消毒薬です。手指衛生に使うぐらいなので、よく効きます。ただ、アルコールも粘膜への使用はダメです（図 6-20）。

　病棟の看護師さんには直接は関係しませんが、アルコールを術野で使う場合は引火に注意が必要です。病棟で気管切開をするときにアルコールで消毒してベッドに染みたままになっていると、例えば血が止まらなくて電気メスやバイポーラーを使ったりしたら燃えると思いますので、このことにだけは注意しておいてください。アルコールの火は青白く透明で目に見えないので、焼けているのが分かりません。覆いを剥がした

ら焼けているということがあるので、アルコールを使うときは、燃えないようにしっかり乾かして揮発させることを忘れないでください。

図 6-20．クロルヘキシジンとアルコール

クロルヘキシジン	アルコール
・殺菌効果の残留あり ・粘膜は使用不可	・蛋白変性作用で殺菌 ・速効性あり ・粘膜は使用不可 ・術野で使う場合は引火注意！

まとめ 消毒薬の使い方

　まとめると、消毒に有効な薬はポビドンヨード（イソジン®）とクロルヘキシジン（ヒビテン®、マスキン®）、そしてアルコール、この3種類です（図6-21）。塩化ベンザルコニウムは少し消毒効果が落ちるので、基本的にはこの3つが有効です。アルコールは引火性があって困ることがありますが、それ以外には特に違いはなく、効き目もそれほど変わりません。ですので、使うのはどれでもいいです。

　しっかりとエビデンスが示されているものということになると、CVと血培を取るときはクロルヘキシジンアルコールがいいと言われています。それ以外のときはどれでもいいかなと思います。病棟に行ったら、アルコール入りかどうかを確かめておいてください。

図6-21. 消毒薬の特徴

	細菌・結核菌	真菌		ウイルス		芽胞（クロストリジオイデス等）	術野・粘膜への使用	速効性	残存効果	引火性
		酵母	糸状菌	エンベロープあり	エンベロープなし					
ポビドンヨード	○	○	○	○	○	△	○	△	×	×
クロルヘキシジン	○	○	△	○	△	×	×	○	○	×
エタノール	○	○	△	○	△	×	×	◎	×	◎

○：有効、△：感受性あり、×：無効

⑤病棟での創の管理はどうするの？

◯ 術後すぐは「清潔＆覆う」が基本

次は創の管理についてです。

創の管理は、「術後、創は清潔に保つ」というのが基本です（図6-22）。ガーゼやパッド付きのシール材などで覆うことで創は清潔に保てます。覆うことが基本です。覆わずに開けてしまうと菌が創についてしまいます。

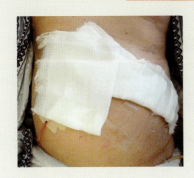

図 6-22. 術後創の管理①

❖ **創は清潔に保つ**
・ガーゼで覆う
❖ **表面まで染みたらガーゼを交換**
・表面まで染みると、バリア機能がなくなる
・交換は清潔操作で行う

　図 6-22 はガーゼで覆っていますけれども、最近はドレッシング材を使うことも増えていますね。そのほかに、テープや絆創膏を貼ったりしていると思います。大切なのは創を覆うことで、覆ってさえあれば何で覆ってもいいとされています。高価なドレッシング材がいいかというと、そういうことは証明されていません。最近の WHO ガイドラインでは、「高級なドレッシング材を使用するメリットはない」と書かれていますので、何を使ってもいいと思います。

　「何で覆うか」よりもむしろ重要なのは、その後の管理です。ガーゼなど覆っているものの表面まで滲出液が染みてきたら、つまり染み出るものが表面まで達したら、菌を防御する力がなくなると言われているので、すぐに交換しないといけません。これはあまりできていないのではないでしょうか。貼ったら貼りっぱなしが多いと思います。染み出るとバリア機能がなくなって、清潔ではなくなるのです。

　例えば薄いパッド付きのシールを貼っていて、数時間でひたひたになるぐらいだったら、最初からガーゼを置いたほうが清潔が保たれますね。例えば形成外科の皮膚の手術とかで、滲出液が全くないというときは、

薄いパッド付きシールなどで完全に密閉してしまいます。染みてこなければ替えなくていいです。

◯ 術後 24〜48 時間で創をオープンに

　術後 24 時間〜48 時間、手術の翌々日に創は閉じているので、ガーゼなどのドレッシング材は取ってしまい、感染がないかなど創部をチェックします。その後は、異常がなければ、創部はオープンのままで、シャワーを浴びても構いません（図 6-23）。

図 6-23. 術後創の管理②：24〜48 時間後

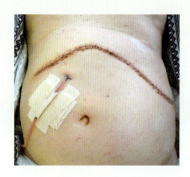

❖24-48 時間で表面は癒合する。その後はガーゼは不要。
❖癒合が悪ければガーゼを続ける。

　ここまでの話をまとめましょう。まず創の管理の基本としては、手術室にいるうちに何らかのもので覆います。そして翌日は、染みていなかったら覆いを開ける必要はありません。翌日から感染が起こることはないので、創を見る必要はないのです。翌々日になったら覆いを開けて、何も問題がなかったらそのまま覆いを取って以後は創を覆う必要はなし、というのが基本です（図 6-24）。それ以上のことを何かしても、感染が減るような効果はないです。

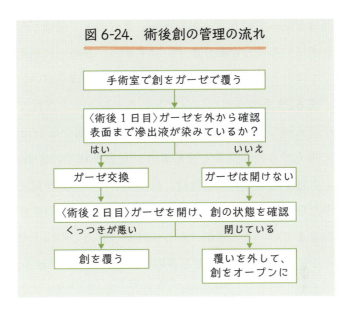

図 6-24. 術後創の管理の流れ

　もし創のくっつきが悪かったら、もう 1 回ガーゼを当てたりシールを貼ったりします。例えば指の先が紙でスパッと切れた創とかだったら、たぶん 2 日もたたないうちに痛くなくなっていると思います。それと一緒で、手術の後の創もきれいに閉じたら、翌々日の朝から覆いを外してオープンにしていいです。あとは、患者さんから「創が見えるのが嫌だ」といった要望があれば、何かでカバーをしてもよいですが、これで感染が減るかというと、そんなことはありません。新鮮な創やきれいに縫った創に対しては、ガーゼをしてもドレッシングをしても何をしても違いはありません。感染率も変わりません。

◯ 気をつけよう！　ドレッシング材交換のタイミング

　むしろ注意しないといけないのは、ドレッシング材を手術室で貼って、その後に染みてきているのに貼りっぱなしで交換しないことです。その

まま1週間ほど貼っていると、ドレッシング材の下で感染が起こっていて、気づかずにいることがあります。ですから、きれいに見えているときはいいですけれども、染みてきたらやはり替えたほうがいいです。

例えば、図6-25はカラヤヘッシブというドレッシング材ですけれども、箱の中に入っている添付文書を見てみると、「端から1cmぐらいのところまで染みてきたら交換しましょう」と書かれています。なので、ドレッシング材を貼っている場合は、染み出してきて創が見えないほどになってきたら交換したほうがいいです。もちろん、覆いをせずにオープンでそのままでいいのですが、もし「外から見えるのはイヤ、隠したい」ということだったら、染みたときの交換を忘れないでおきましょう。

図6-25. ドレッシング材の交換

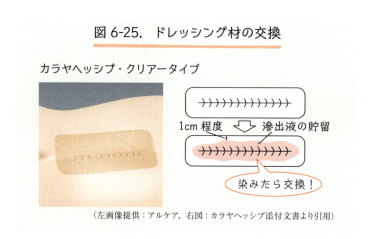

（左画像提供：アルケア、右図：カラヤヘッシブ添付文書より引用）

ドレッシング材の剥がし方

ドレッシング材は剥がし方も注意が必要です。添付文書や説明書に剥がし方が載っていますね。これは皆さん詳しいと思いますが、伸びる材

質のときは皮膚に平行に引っ張って剥がします。伸びない材質を剥がすときは、皮膚のほうを手で押さえて剥がします。ドレッシング材は基本的に伸びるので、皮膚に平行に剥がすほうがいいということが、添付文書に書かれています（**図 6-26**）。

ということで創に関しては、原則は手術のときに清潔に保つ。そして翌々日の朝からは何もしなくてもいいです。してもしなくても一緒ということです。

図 6-26．ドレッシング材の剥がし方

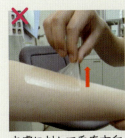
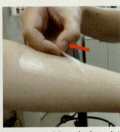
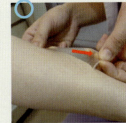

皮膚に対して垂直方向や 180°反対の方向に剥がすと、皮膚に余分な力がかかるのでダメ

皮膚に対して並行に引っ張って剥がす

ドレーン刺入部は毎日確認、清潔に保つ

ドレーンの刺入部の管理ですけれども、刺入部は毎日確認する、不潔にならないように覆う、という2つを守ることが必要です（**図 6-27**）。乾いていたらフィルムドレッシングもいいです。刺入部に異常がないかというのを確認しないといけないので、透明のもののほうがいいです。もし乾いていてフィルムドレッシングを貼っていたら、交換は不要で、毎日観察を行うだけでよいです。

刺入部から滲出液があって、染みたままだとやはり感染の原因になるので、染みるときはガーゼで覆ったり、少しの染みならパッドを貼ったりします。もしパッドとかガーゼを貼った場合は、刺入部を毎日確認するのが原則なので、毎日交換をして感染の有無や異常を毎日確認するというのが基本です。

図 6-27．ドレーン刺入部の管理

◆乾いていたら、フィルムドレッシング
　脇漏れがあれば、ガーゼ（ドレッシング材）
◆ガーゼ（ドレッシング材）は毎日交換
◆感染の有無を毎日確認

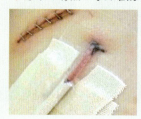
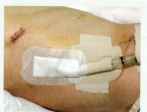

プニプニ触感で早期発見！

　創が感染を起こしたとき、その部分がプニプニすることがあります。だいたい創の発赤とか腫れとか痛みとかも発熱経過と同じで、2～3日過ぎたら絶対良くなってきます。2～3日過ぎてから赤みが増すとか、2～3日過ぎてから痛みが再増悪するというのは、だいたい創がおかしいことが多いです。そのときは感染に注意してもらわないといけません。
　感染が皮下だけで起こるときと、時間がたつと筋膜が開いて腸が出て

しまうときがあるので、できたら早めに発見したほうがいいです。筋膜が開いてしまうと、皮膚が治っても、後々に腹壁瘢痕ヘルニアになってしまいます（図 6-28）。

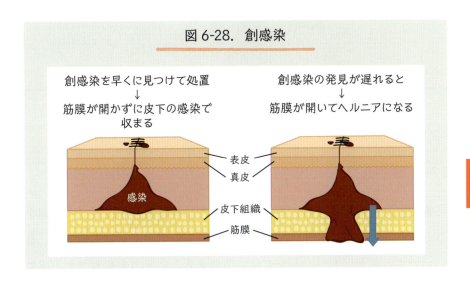

図 6-28. 創感染

図 6-29 は見た瞬間にダメとわかるくらい赤いですけれども、赤いプラス、押さえると皮下にスペースがあってプニプニした感じがします。イメージとしては、上から押さえると、周りはしっかりとした組織がありますが、感染しているところは弾力もないぐらいフニャフニャしていて、膿がたまってやわらかくなっているところを押さえているように感じます。

ですので、患者さんの創を自分でしっかりと触ってみて、下に液体がたまってプニプニした柔らかい感覚がどんなものかを覚えてもらえたら、今後は早く創の感染を見つけられるかと思います。

図 6-29. 創の触診も有効

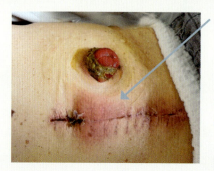

押さえると
下に液体が溜まった感触
プニプニした感じ

プニプニ触感を覚えて
早期発見、早期報告！

◯ 感染が見つかった！　そのとき、どうする？

　術創感染を見つけたら、基本的にはすぐに開けるのが一番です。創をさっさと開けて生食で洗う、あるいはシャワーで洗うという対応が一番いいです。あとはドレッシング材で閉鎖するというのが基本です。感染が起こったら開けて、患者さんにシャワーで洗ってもらって、きれいに閉じていない創の場合はドレッシング材を使うということですね（図6-30）。

　きちんと縫って閉じた創は何をしなくてもいいですけれども、閉じていない創はドレッシング材を使ったほうがいいと思います。ドレッシング材はどの種類でもいいです。そうすると創はより早く良くなっていきます。

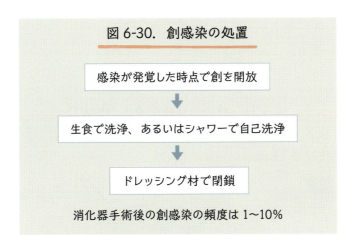

図6-30. 創感染の処置

創を洗うときの洗浄の強さについての最新の報告[7]によると、洗浄の強さは別にいくらでもいいと言われています。非常に強い圧で洗うのと普通の圧で洗うのとでは差がありません。また、せっけんで洗う場合と生食で洗う場合との比較もしていますが、せっけんで洗う意味はなかったです。基本的には、生食や水道水などなんでもよいのでしっかりとした量で洗ってもらったら、圧は関係ないという結果でした。

汚れのひどい創は吸引して治す

汚い創はポケットができて、ドレッシング材だけだとなかなか治らないことがあります。そんなとき最近では、吸引をかけます（図6-31）。Negative Pressure Wound Therapy（NPWT）といって、吸引をかけて治す方法がはやってきています。この治療方法では、創のところにスポンジを入れて吸引をします。そうすると汚い膿が全部吸い取られて、創の治りが早くなります。これをすると、毎日の創の洗浄をせずともよくなりますので、患者さん医療者ともにかなり管理が楽だと思います。

ですので、まだ導入していない病棟があったら、入れてもらったらいいかなと思います。

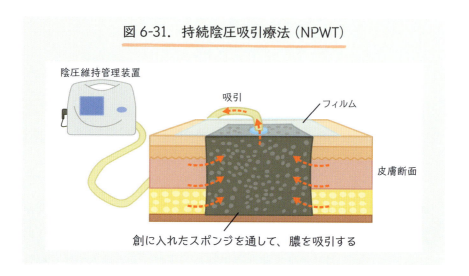

図6-31. 持続陰圧吸引療法（NPWT）

7時間目

ドレーンとチューブの管理をマスターする!

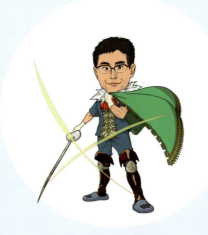

①おさえておきたい！ ドレーンの基礎

◯2種類に分けて理解しよう

　7時間目は、まず「ドレーン」から始めます。ドレーンに関しては、2種類に分けて理解してもらうのがいいと思います（**図 7-1**）。

> **図 7-1. ドレーンの種類**
>
> ❖ 膿瘍、汚いものを排液するためのドレーン
> ・腹膜炎・ダグラス窩膿瘍
> ・肝膿瘍の穿刺治療　　など
> ❖ 何かあったときの念のためのドレーン
> ・出血してないかどうか？
> ・縫合不全があったときのために

　1つは、膿瘍とか汚いものを排液するためのドレーンです。例えば肝膿瘍ができたときに、針を刺して汚いものを吸い出したりするために使います。あるいは、術後に遺残膿瘍ができて、穿刺をして治療する場合などに使います。

　もう1つは、何かあったときの念のためのドレーンです。たぶん術後はこちらのほうが多いと思います。出血していないかどうかを念のために見たり、縫合不全があったらいけないので念のために見る、そのためのドレーンです。

繰り返しますと、汚いものを抜くためのドレーンと、念のためのドレーン。この2つに分けて理解してもらうといいです。

○ 汚いものを排液するためのドレーン

1つめの「汚いものを抜くためのドレーン」というのは、汚いものを排液してそれで治療を行うためのドレーンなので、基本的に、詰まったりしていないかどうか、あるいは排液の量が急に減っていないかといったことに注意します。これらの異変があったら医師に報告しないといけません。

例えばチューブが取れたり抜けかかったりして、汚いものを排出しないといけないのに排出できなくなったりすると問題です。だから汚いものを出しているドレーンの場合は、詰まったり排液の量が急に減ったりしたら医師に報告をしましょうということになります。

このドレーンの場合、治ってくるとだんだん排液がきれいになってきます。排液が透明になり量も少なくなってきて、ドレーンを抜いて治る、というパターンになるかと思います（図7-2）。ですので、こちらはそれほど難しくないです。

図 7-2. 排液するためのドレーン

◆目的　汚いものを排液して治療を行う
◆注意すること
　　詰まったり、量が急に減ったら、医師に報告
◆経過
　　治ってくると、排液が徐々にきれいになり量も減ってくる。

念のためのドレーン

ややこしいのは「念のために入っているドレーン」です。これは、外科医が、心配していることが起こっていないかどうかを観察する目的で入れます。看護師さんからすると、どうしてドレーンが入っているかわかりにくいかもしれませんが、医師が何を心配しているかを理解して、ドレーンを観察しましょう。

一般的には、出血していないかどうかとか、縫合不全が起こっていないかどうか、あとは膵臓の手術や胃の手術だと膵液漏がないかどうかを観察するためにドレーンを入れます。そのほかには、肝臓を切ったり胆管の手術などで、胆汁漏がないかを見るために入れることもあります。医師はこのへんのことが起こったらわかるようにということで、念のために予防的なドレーンを入れています（図 7-3）。

図 7-3. 念のためのドレーン

心配していることが起こっていないか観察する
- 出血
- 縫合不全
- 膵液漏
- 胆汁漏
- 乳び腹水

ドレーンはどこに留置する？

ドレーンの留置場所としては、患者さんが寝ているときや何か起こったときに液体がたまりやすい凹み部分で、なおかつ、ドレーンが動きにくいところが望ましいです。例えばおへその真下ぐらいのところにドレーンを置いたら、腸の蠕動ですぐにポーンと跳ねてしまいます。したが

ってドレーンの場所は、液体がたまる、動きにくい場所ということで、だいたい決まっています（図7-4）。

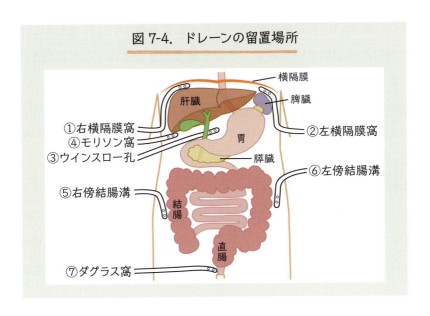

図7-4．ドレーンの留置場所

　留置場所候補の1つめである①右横隔膜窩は肝臓との間なので、動きません。また、寝ているときに液体がここに流れ込むので、たまりやすい。だからよく使われます。それが右の横隔膜窩です。

　②は左横隔膜窩です。ここは脾臓と横隔膜の間で動かないですね。

　③のウインスロー孔は、肝臓から出てくる胆管とか門脈とかでできている肝十二指腸間膜の裏側の孔です。ここは前には胆管があって、上には肝臓があって、下には十二指腸があります。それらの間の細い孔（隙間）なので、ウインスロー孔にドレーンを入れるとまず動かないです。そして、肝臓や胃・十二指腸などの手術を行った場所に近いので、絶対的にいい位置です。そのため、上腹部の手術の後などはよくここに入れ

ます。

　ウインスロー孔が最も動きにくいですけれども、液のたまりやすさでいうと、一番たまりやすいのはモリソン窩です（④）。モリソン窩は寝たときに一番低い位置にあるので、液体がたまりやすい。外傷とかでおなかの中に血液が出ていないかどうかを見るときなどは、ここにたまってないかをエコーなどで確認します。だからここに入れる医師も多いです。

　⑤は右傍結腸溝、⑥は左傍結腸溝です。結腸というのはおなかの後腹膜にくっついていて動かないので、その隙間に沿わせて入れるのです。ただ、ここを使う頻度は少ないです。

　最後はダグラス窩です（⑦）。ダグラス窩は人間の体幹の一番下側なので、立ったときに排液全部がたまります。寝ていてもそれなりに低いです。骨盤腔の一番低いところですからね。その上、ドレーンも動きにくいので、ここに入れることも多いです。以上がメジャーな置き場所です。

②ドレーン排液から読み取る！異常と緊急性

○ 正常なドレーン排液

　ドレーンを入れる場所は手術の場所や心配している内容によって変わりますが、基本的に念のために入れているドレーンは、何もなければ腹水が出てくるだけです。

　正常な場合は漿液性の、無色とか薄い黄色で濁りがないものが出てきます（図7-5）。

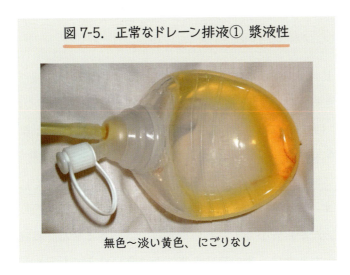

図7-5. 正常なドレーン排液① 漿液性

無色〜淡い黄色、にごりなし

手術直後だと少し血がにじんだりしてくるので、少し血が混ざったピンク色の淡血性のものが出てきます（図7-6）。

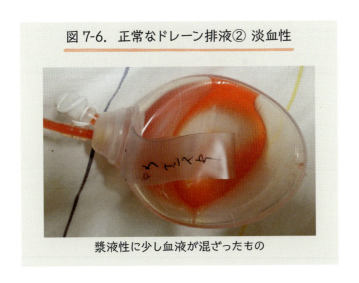

図7-6. 正常なドレーン排液② 淡血性

漿液性に少し血液が混ざったもの

コアグラがあれば緊急コール

異常なドレーン排液の1番目は出血ですね。明らかな血液だとすぐにコールできると思いますが、悩むときもあると思います。1つの目安は、コアグラ（血餅）です（図7-7）。コアグラができているときは注意が必要で、すぐにコールしましょう。

出血してコアグラができるようなときは、ドレーンもすぐに詰まってしまいます。ですので、「1回コアグラが出てきたけど、その後で止まりました。だから安心です」というわけではありません。血液やコアグラが出てきたときは、その後に止まったように見えても安心してはいけません。主治医が手術中でも連絡をしましょう。

図7-7. 異常なドレーン排液 出血　緊急連絡

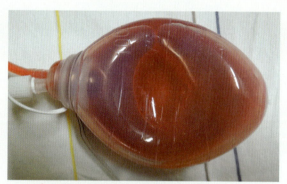

❖ 血餅（コアグラ）があれば注意
❖ ドレーンが詰まることもある
❖ ドレーン刺入部、創部からも染みてくる

🔵 胃の縫合不全は急がないが連絡

　次の異常は「胃の縫合不全」です。例えば**図 7-8** は上部消化管の縫合不全のときのドレーン排液ですけれども、胃液や酸化した胆汁などの消化液が混ざります。初期はこういう感じで、NG（経鼻胃管チューブ）の排液に似たような感じですけれども、時間がたってくるとだんだん感染が強くなり混濁が増してきます。

　もともと漿液性の排液、つまり何も問題ないと思っていたのに、なぜか熱が出だしておかしくなったなぁと思ってたら、ドレーンからこういうものが出てきたとなると、それは縫合不全です。基本的にはこれで大緊急ということはあまりないです。主治医の手術が終わったらすぐに連絡するぐらいで、術中に連絡するまでではないかなと思います。

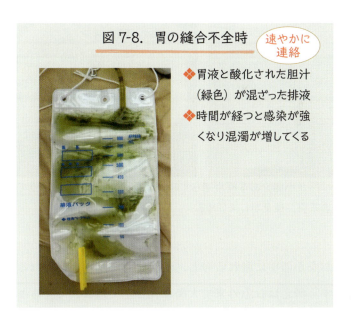

図 7-8. 胃の縫合不全時　　速やかに連絡

◆ 胃液と酸化された胆汁（緑色）が混ざった排液
◆ 時間が経つと感染が強くなり混濁が増してくる

○ 大腸縫合不全は緊急連絡

　縫合不全でも、上部の胃とかだと急に重症化するようなことはありませんが、大腸の縫合不全は話が違います。大腸の縫合不全で漏れ出てくるのは、便汁です。

　例えば直腸の縫合不全が起こると、ドレーンから漏れてくるのは細菌をたくさん含んだ便のようなにおいのする茶色がかった液になります（図7-9）。そうすると、縫合不全、イコール便汁による腹膜炎が起こっていることになります。ですので、こちらは緊急連絡が必要です。

図 7-9. 大腸縫合不全時

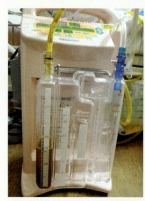
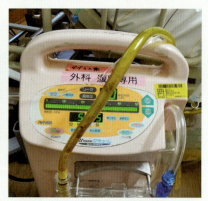

食べ物が小腸をある程度通って緑→黄色に変わってきた部位での縫合不全、便臭がしはじめる

　胃液がおなかの中に漏れるのと、便汁がおなかの中に漏れるのとは全然違います。例えば救急外来で大腸穿孔とかで運ばれてくると、いまだに亡くなる人がいます。便汁がおなか中に広がって便汁性の腹膜炎が起

こったら、数時間でショックになってしまうことがあるのです。便がおなかの中に漏れるのはそれぐらい、いまだに怖いことなので、できるだけ早く連絡してもらったほうがいいです。

膵液漏は急がないが連絡

次は膵液漏です。これも意識して見てもらいたいと思います。膵臓を切ったり胃の手術をした後などに入れているドレーンには膵液漏の注意が必要です。膵液が漏れてくると、ドレーン排液の色が先ほどの淡血性の色とは違って、溶血して濃い赤ワインの色になります（図7-10）。アミラーゼの値が高くなればなるほど高級ワインのようになります。これをワインレッドと言っています。排液がワインレッドになると、膵液、アミラーゼ、リパーゼなどの消化酵素が漏れているので、注意が必要です。ただし、すぐに対応できることはないので、主治医の手術が終わったときに連絡するくらいでいいです。

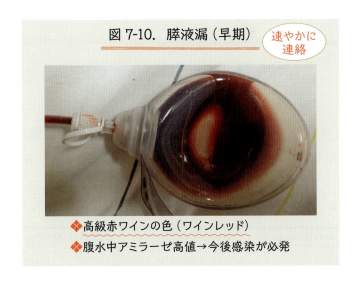

図7-10. 膵液漏（早期）　速やかに連絡

- 高級赤ワインの色（ワインレッド）
- 腹水中アミラーゼ高値→今後感染が必発

アミラーゼやリパーゼという膵臓の酵素があると、簡単に言うと膵臓の周りの肉が溶けていきます。溶けたところにばい菌がついて、感染が必発します。ですので術後にこういうワインレッドの排液になってしまったら、この後に感染が起こるのだなという注意が必要です。

　時間がたつと溶けた組織に感染が合併して、白くてドロドロ、ネバネバとしたすごく臭い、手についたらにおいが取れないようなものが出てきます（**図 7-11**）。こんなふうに周りの組織が溶けることで最も怖いのは、血管が溶けて大出血することです。特に、膵頭十二指腸切除術（PD）の手術は大出血するのが一番怖いです。

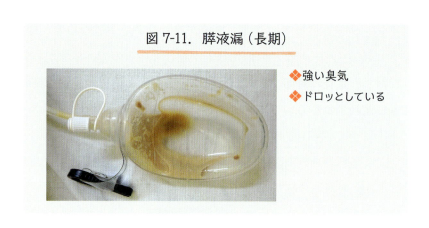

図 7-11. 膵液漏（長期）

❖ 強い臭気
❖ ドロッとしている

　図 7-12 は膵炎の後の剖検の所見です。この写真の中に肝臓があって、大腸とかがあるのですが、膵液でドロドロに溶けています。膵液が漏れるとこういうことが起こります。こういうふうにドロドロになってしまうと菌もたくさんつきますし、血管が溶けると大出血になってしまいます。ですからワインレッドの排液を見たら、「今から大変だな、注意しないといけないな」と思うことが大事です。

図 7-12. 膵炎で周囲の組織が溶けた剖検例

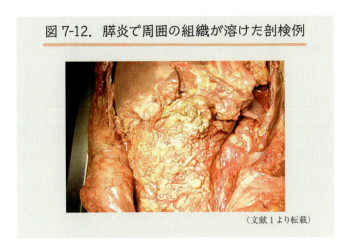

（文献 1 より転載）

胆汁の色の変化を覚えておこう

　胆汁というのは PTCD（経皮経肝胆道ドレナージ）や ERBD（内視鏡的逆行性胆道ドレナージ）を見たことがある人はわかると思いますけれども、もともとの色は金色です。肝臓を出てきてすぐの胆汁というのは、ゴールデンバイルと呼ばれる金色なのです（図 7-13）。

図 7-13. 胆汁の色

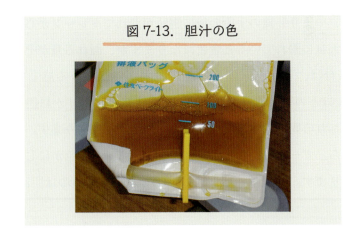

ところが、胃酸と混ざったり、あるいは細菌感染が起こって胆汁が酸化すると、緑色に変わります。ゴールデンバイルが酸化すると緑色になって、そこから腸管の中で細菌のはたらきによってウロビリノーゲン、ウロビリンといった黄色に変わっていくので、最終的に便が黄色くなるのです。ですから胆汁の色の変化で、どんなところの液体が混ざっているかがわかります（図 7-14）。

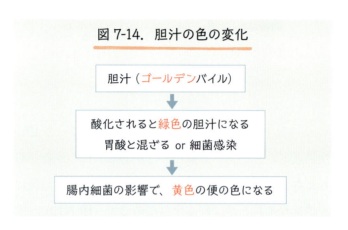

図 7-14. 胆汁の色の変化

胆汁漏、つまり肝臓の手術の後に胆汁が漏れてドレーンから出てくる場合は、大量に漏れていると金色になりますが、漏れる量がそんなに多くない場合は、ドレーン排液の色はわずかに緑になる感じです（図 7-15）。先ほどの漿液性（p.193 図 7-5）のところにわずかに胆汁が入ると、排液される間に酸化して少し緑がかったようになります。わかりにくかったら、ガーゼとかにたらすと、まわりに緑〜黄色がにじんで見えやすくなります。「少し緑に変わっているかな」というのは胆汁漏です。

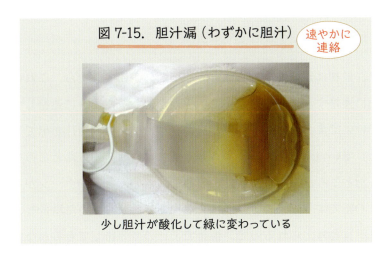

図 7-15．胆汁漏（わずかに胆汁） 速やかに連絡

少し胆汁が酸化して緑に変わっている

　淡血性の排液に胆汁が混ざった場合はワインレッドとは少し違って、緑がかった濃い色になります（図 7-16）。チューブのところが黄色とか緑っぽいもの、あるいはガーゼにたらすと血球の赤色の周りに黄色や緑色がにじむのがわかると思います。少し緑っぽい濃い色になると淡血性に胆汁が入っているかなとわかります。

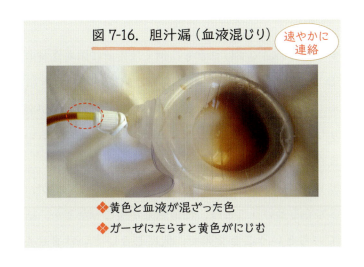

図 7-16．胆汁漏（血液混じり） 速やかに連絡

❖ 黄色と血液が混ざった色
❖ ガーゼにたらすと黄色がにじむ

🟠 胆汁漏は急がないが連絡

　術後、最初は漿液性で、しばらくして胆汁が出てきたら、これは術中に緊急に連絡するほどではなくて、手術が終わったときに連絡してもらうのでいいです。手術が終わった医師をつかまえて「胆汁が出てきていました」でいいかなと思います。基本的には肝臓を切ったところや胆管を切ったところから漏れてきているので、きちんとドレナージができていればOKです。ですので、逆に突然止まったりしていた場合も、ドレナージ不良と考えられるので、術後でよいので連絡してもらわないといけません（図7-17）。

> **図7-17. 胆汁漏で報告するタイミング**
>
> ❖ 新たな胆汁漏が起こったとき
> ❖ 突然止まったとき
> ❖ ゴールデンバイルが緑がかってきたとき

　最後に少し難しい話ですけれども、例えば術前に閉塞性黄疸の患者さんにPTCDとかで減黄処置がされていて、感染がないときにはゴールデンバイル、金色の液体が出てきます。しかし金色のものが突然緑になってきたりしたら、それは感染が新たに起こった証拠、あるいはドレナージが詰まりかけている証拠になります。

　金色が出てきているときはきれいな胆汁ということですが、それが突然緑になってくるということは、細菌感染が起こったとか、詰まりかけて酸化しているということなので、気にしないといけません。PTCD

が感染してきたとか詰まりかけていることの証拠になります。

　拡大葉切除など肝臓の大きい手術前では、PTCDの管理ひとつで予後が大きく変わってくることがあります。感染の有無を胆汁の色から気にしてもらうと良いと思います。

乳び腹水は急がないが報告

　乳び腹水はあまり見ないかもしれません。胸だと胸管、乳び胸というのですが、おなかの場合はリンパ節郭清を思いっきりしたりすると、乳び腹水というのが出ることがあります。採血スピッツで見えたりする高脂血症の原因となっている白い脂がありますよね。あれは腸管から吸収されたら大動脈の横のリンパ管を通っていくのですが、リンパ節郭清でそのリンパ管が傷ついたりすると、腹水にも乳びが出てきます（図7-18）。

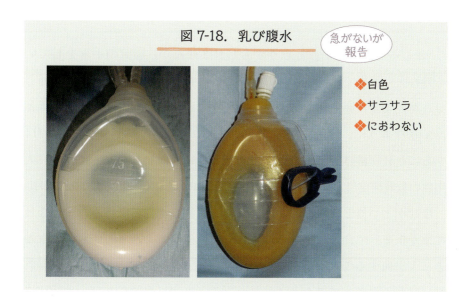

図7-18. 乳び腹水

急がないが報告

❖ 白色
❖ サラサラ
❖ におわない

白くて、1回見たらわかると思いますが、サラサラです。すごくサラサラで、全然におわなくてきれいです。薄いスキムミルクみたいです。これを見たら膵液漏とか感染ではないかというのを一応考えないといけないのですが、感染のときはドロドロになったりにおいがしたりします。対する乳び腹水はサラサラです。そして、腹水の中のトリグリセリドを測ると高値になっています。

　対応ですが、これを見つけても別に急がなくていいです。怖いことは何もありません。ただ、これはご飯を食べていると治らないです。ご飯から脂肪を吸収して、流れていく途中で漏れているので、量が少なければいいのですが、量が多かったら低脂肪食か絶食にして治すようにします。それでもダメだったらオクトレオチド（サンドスタチン®）という薬を使います。オクトレオチドを使うと量が減るので、それで傷ついたリンパ管が治るのを待ちます。肺手術後の乳び胸水とかでも同じ治療になります。

「おしるし」は緊急連絡

　「おしるしって何？」と思うかもしれませんが、膵臓の手術をしている外科医の世界では皆さん「おしるし」と言っているので、それで通じると思います。膵液漏の感染が長引いたときに起こるものです。先ほど出てきたように、膵液漏が起こると周りの肉が溶けてドロドロになり、さらに血管が溶けると大出血して本当に命にかかわります。そういう大出血の数時間前に、一瞬、ドレーン排液に血が混じることがよくあります。

　なぜかというと、たぶん1回血が出た直後に仮性動脈瘤みたいになって血が止まって、また出てというのを繰り返して、どうしてもダメなときに大出血することがあるからだと思います。ですので、その少し漏れて一瞬血が混ざってきたときに気づけると本当に素晴らしい、大活躍に

なります。

　膵液漏のときの排液でワインレッド（p.197 **図 7-10**）になったら、「この後に感染が起こるな」と予測を立てる。そして膵液漏が長期化すると、排液がドロドロになってくる（**図 7-11**）。手術後しばらくして、ドロドロになった頃には白い色で血は混じっていないです。

　排液がドロドロで白色のときに、一瞬また血が混ざってくることがあって、それを大出血の前の「おしるし」と言っています。ですので、おしるしを見たら、大出血の前触れかもしれないので緊急事態です。

　うちの病棟でしたら、夜中でも血が混ざるとすぐ連絡をもらうようにしています。そして、CT や血管造影の検査をしています。予測が外れることもあります。実は患者さんがものすごく動いていて、ドレーンが擦れて少し血が混じっただけということもあったりしますが、大出血してしまうと本当に亡くなってしまうので、おしるしを見たらオーバーでもすぐに連絡してくれるとすごくありがたいです。

③術式別にドレーンを理解しよう！

胃癌術後：膵液漏と縫合不全に注意

　次は術式別にドレーンを見ていきましょう。まずは胃癌です。

　胃癌の術後はどういうことを医師が心配してドレーン排液を見るかというと、膵液漏です。それから、縫合不全がないかも心配しています。ですから、ドレーンを入れる場所は漏れた膵液を吸引できる場所で、な

おかつドレーンがずれない場所になります。あるいは、縫合不全が起こったときに気づけるようなところにドレーンを入れます（図 7-19）。

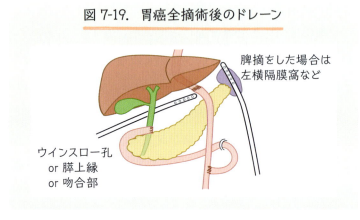

図 7-19. 胃癌全摘術後のドレーン

多いのはウインスロー孔か、ウインスロー孔の前の膵上縁、あるいは、吻合部の近くです。脾臓を取った場合は、さらに左横隔膜窩に入れます。ウインスロー孔だと体の右側は引けますけど、左側は引けません。だから脾臓を取った場合は左横隔膜窩に入れる。胃癌の手術に伴うドレーンはだいたいこういう感じです。

術後に注意することとして、出血は当然ですけれども、排液がワイン色をしていないかにも注意しなくてはいけません（p.197 図 7-10）。

大腸の術後：便汁漏れは緊急事態！

大腸の術後は何を心配するでしょうか？　まず結腸ですが、最近は機械で吻合するので、あまり漏れないです。結腸の場合はむしろ、ドレーンを入れても動いてずれることが多いので、ドレーンを入れないことが多いと思います。

それに対して、やはり心配なのは直腸です。直腸の手術はいまだにやはり縫合不全が起こります。骨盤の底に膀胱があって、お尻の穴があります。直腸の手術はこういうところでつなぐのですが、漏れたときには便がおなかに広がってしまいます。ですからできるだけ早く気づくことができて、漏れ出したものを全部吸い取りたいと考えます。よって、ドレーンはダグラス窩に入れます（図 7-20）。

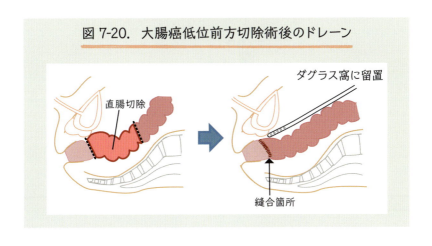

図 7-20．大腸癌低位前方切除術後のドレーン

術後にドレーンから便汁が出てきたときは緊急コールをしてください（p.196 図 7-9）。なぜなら、便が広がった腹膜炎は時間の単位で重症化することがあるからです。また、ドレーン自体は、何日間か置いているとだんだん詰まってきて排液の出が悪くなってきます。そういうときはドレーンの刺入部が赤くなったりします。ですから、ドレーンの刺入部もあわせて見てもらったらいいかと思います。

◯ 肝臓の術後：胆汁漏れに気をつける

肝臓の手術では、肝臓の離断面から胆汁が漏れてこないかどうかが一

番心配です。あとは大きい手術をしていて胆管を再建・吻合したりしていると、そこから胆汁が漏れないかというのも心配なところです。よって、基本的には肝臓の手術の後は離断面にドレーンを入れます。離断面のところに置いて胆汁が漏れてこないかを見ることが多いです（**図7-21**）。

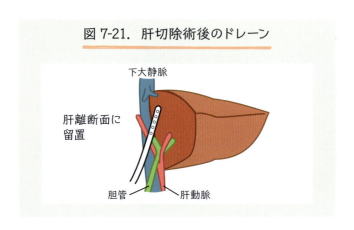

図 7-21．肝切除術後のドレーン

　排液を見る際は、胆汁が漏れていないかがチェックポイントとなります。緑っぽいものや、黄色が混ざった排液は異常ありのサインです。血液が少し混ざると濃い緑になります（p.201 **図 7-16**）。大量に胆汁が漏れたりすると、金色の胆汁が出ることがあります。胆汁は、肝臓から漏れた瞬間は金色ですが、ドレーンから出てくるまでに時間がたって、酸化して緑色になって出てくることが多いです（**図 7-15**）。

膵頭十二指腸切除後：
ワイン色で警戒、おしるしは緊急対応

　次は膵頭十二指腸切除（PD）についてです。消化器の手術の中でも、死亡率がいまだに全国平均で2％ぐらいあります。その原因のほとんど

がおしるし、つまり術後の出血が原因です。膵頭十二指腸切除というのは膵臓の頭部分を取ります。膵頭は十二指腸とくっついているので、十二指腸も取ります。胆管も合流しているのでつなぎ直します。胆汁の流れ道を吻合するのと、膵液の流れ道を吻合するのと、ご飯の流れ道を吻合するのと、という感じで吻合部が何カ所もあるのです。

心配なこととしては、胆管と腸管を縫ったところが漏れないかということと、膵臓を縫ったところが漏れないかということです。胆汁と膵液が混ざると消化酵素が活性化して、組織を一層溶かすようになるので、もし漏れたときも広がらないようにすぐにドレーンで排液できればと考えます。

ですので、ドレーンを入れるとしたら、胆汁が漏れたとき用と、膵液が漏れたとき用の2カ所に入れます（図7-22）。自信のある先生は、1本のドレーンで両方の吻合部をカバーすることもあると思います。

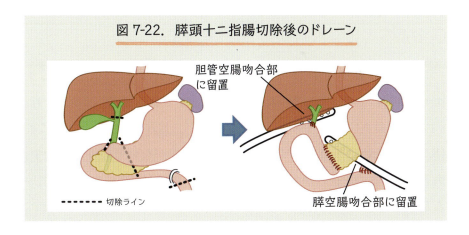

図7-22. 膵頭十二指腸切除後のドレーン

胆管空腸吻合部に留置

------- 切除ライン

膵空腸吻合部に留置

一般的には、胃と腸の吻合、胆管と腸の吻合はそれほど漏れません。膵空腸の吻合部が最も心配なところになります。膵空腸の吻合部が漏れ

たら、出てくるドレーン排液はワイン色になります（p.197 図 7-10）。術者は、術後に排液を見て、ワイン色でなかったらホッとして、ワイン色なら「あっー、くそー！」と感じていると思います。もし立派なワイン色だったら、後々、感染が起こることを予想して見ていくことが重要です。

　膵液漏の後の白い排液（図 7-11）は、感染しても順調に治っていけばいいですが、途中で血が混ざったときは大出血の予兆です。血が混ざるのは、おしるしですね。命にかかわる大出血の可能性があります。ですから血が混じったらすぐドクターに連絡をしてもらえればと思います。

④ NG チューブ挿入の注意点

どんなときに入れる？

　ここからは経鼻胃管（NG チューブ）の注意点についてです。NG チューブは胃にたまってしまったものを抜きたいときに留置します。一方、「手術の後は NG チューブは入れなくていい」と言われています。これは、「念のために入れておく」ことはする必要がないという意味です。例えば腸閉塞の手術とかで、今にも吐きそうなほど胃の中にたまっている人は入れたらいいと思いますが、通常の術後には入れなくていいです。術後腸閉塞で胃が張っているときとか、おなかが動かなくて吐いているときとか、あとは胃潰瘍穿孔とかで治療するときは入れるかと思いますが、それ以外のケースでは入れないことが基本です（図 7-23）。

> ### 図 7-23．NG チューブの適応
>
> ◆**目的**　胃の内容物を抜きたいときに留置
> - たまってないとき、出ないときは意味がない
> - 通常の術後には使用する意味は乏しい
>
> ◆**こんなときに使用**
> - 腸閉塞で胃が張っている
> - 術後おなかが動かず、吐いている
> - 胃潰瘍穿孔で保存治療中

患者さんは座った姿勢で

NG チューブは看護師さんが入れる病院もありますし、医師が入れる病院もあると思います。いずれにしても、NG を入れるときは患者さんに座ってもらうか、上半身を起こした姿勢がいいでしょう。NG を入れる際に患者さんが吐いてしまうことがありますが、寝て入れると吐いたものが気管に入ってしまいやすいです。ですから、座って入れたほうがいいです。

チューブ挿入の方向

チューブを入れる向きは、鼻の稜線に沿った方向に入れようとする人が多いのですが、こうすると鼻甲介などにあたって喉の方にチューブが進みにくいです。

インフルエンザ検査の綿棒のように顔面に垂直方向で、下鼻甲介の下から入れる。すると、鼻の後ろの喉のところに1回当たります。この抵抗を感じたら、そこから少しだけ進めると、チューブが下向きに曲がって、喉に進みます（図 7-24）。

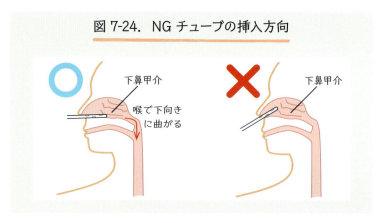

図 7-24. NG チューブの挿入方向

　指先でチューブの抵抗を感じながら進めましょう。チューブが口の中とかでとぐろを巻いてしまうのは、抵抗を感じずに無理矢理押し込んだ結果です。

● 喉が難関！　ゴックンのタイミングで越える

　一番しんどいのは喉のところです。チューブを入れるときにみんな「唾をごっくんしてください」と言うと思います。自分で唾を飲んでみたらわかると思いますが、唾を飲もうと思うと、最初に喉仏が上にぐーっと上がっていきます。喉仏（喉頭）が一番上まで上がると、喉頭蓋が気管の蓋をします。この時点では、つまり喉仏が上がっているときというのは、まだ食道の入口は開いていません。

　喉仏が一番上まで上がって喉頭蓋が気管の蓋をして、その後下りてくるときに食道が開くのです。チューブを飲み込んでもらうときに若い研修医の先生が「唾を飲み込んでください」と言って、甲状軟骨が上がるときにチューブを押し込んでいるところをよく見ますが、この時点ではまだ食道が開いていないので、「オエッ」となってしまいます。

　喉仏が上がって下りるときに食道が開くので、そのときにチューブを

入れてあげると、下向きの蠕動で、うどんを飲み込んだりするときと一緒で、そのスピードでチューブが引き込まれていきます。ですので、そのへんを意識してもらったらと思います。

挿入位置の確認

最後に NG チューブの注意点です。

基本的に胃の管を入れる人というのは、胃が張っています。胃に物がたまって張ってしまい、吐きそうになっている人に対して使うのが NG チューブです。それなのに、「NG がちゃんと入ったかな？」という確認のためにシリンジで空気を送ると、さらに胃が張って、また吐いてしまいます。ですので、胃がパンパンの人に入れたときは、まず中身を吸い出してあげてください。空気を注入して確認するのであれば、胃内容物を吸い出して吐かないようになってから行ってください。

それと絶対知っていないといけないのは、薬剤とか栄養剤を注入するときにはエックス線で位置を確認しないといけないということです。空気の注入だけで確認した気にならないようにしてください。肺の奥の方に入っているとみぞおちで空気が入ってくる音が聞こえて、間違ってしまいます。

⑤フィーディングチューブの挿入と管理

どうやって入れる？

NG チューブと似たようなもので、enteral feeding tube（経腸栄養チ

ューブ、フィーディングチューブ）というものがあります。先端に重りが付いていて、胃を越えて十二指腸に入れて栄養するチューブです。胃の中にこの重りを置いておくと、蠕動で重りが動いて十二指腸に入っていって、経腸栄養するのにぴったりな場所に収まるというのが理想です。ですが、実際には経腸栄養をしないといけない状態が悪い人というのはあまり蠕動がないので、なかなか思った場所に入っていきません。

ですので、最近は胃カメラを使って入れることが多いです。経鼻胃カメラでガイドワイヤーを使って入れるということが多いです（図 7-25）。

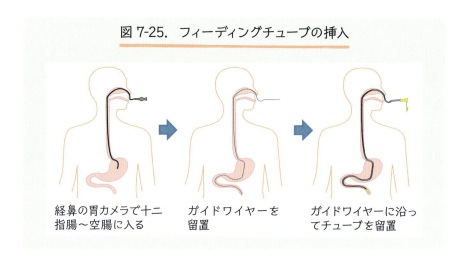

図 7-25．フィーディングチューブの挿入

経鼻の胃カメラで十二指腸〜空腸に入る　ガイドワイヤーを留置　ガイドワイヤーに沿ってチューブを留置

○ 管理の注意点

管理の仕方ですけれども、今日は主な注意点だけをピックアップして説明します（図 7-26）。インターネット上でも『静脈経腸栄養ガイドライン』が公開されていますので、詳しく知りたい人はそちらを見てみてください[2]。

図 7-26. 静脈経腸栄養ガイドライン①

A2.2	第一選択はアクセスが簡便かつ生理的な胃アクセスである。胃の貯留能・排泄能の問題や誤嚥、胃食道逆流のリスクがある場合には空腸アクセスを考慮する。（一般的に推奨）
A3.2	経鼻カテーテル留置後には、カテーテルの先端位置をX線撮影などの適切な方法で確認する。（強く推奨）
A4.1	誤嚥性肺炎防止のために上半身を挙上して投与する。（一般的に推奨）
A7.1	溶解・希釈を行う製剤では8時間以内に、バッグ型：RTH（ready-to-hang）製剤では24時間以内に投与を完了する。（強く推奨）

（文献2より引用）

　注意点ですが、まず、経腸栄養するのだったら、生理的には胃が一番いいのですが、消化器の術後などには誤嚥の可能性や逆流のリスクがあります。ですので、こういう場合は空腸アクセスを考えます。

　あと、経腸栄養はチューブを使った栄養剤の注入です。先ほど出てきた内容ですね。つまり、絶対にエックス線でカテーテルの先端位置を確認してから開始しましょう。

　病院によって規定がいろいろあると思いますが、同じ経腸栄養のボトルを長期間使うのは良くない。菌が増えてしまします。というのも、6時間目の耐性菌の話（p.163〜）で出てきたESBLやメタロベータラクタマーゼといった菌が移っていきやすいのは、経腸栄養を介してです。経腸栄養のボトルを完全に乾燥させなかったり、流し台が乾いていなかったりすると、そういうところを経由して厄介な菌が移っていくと言われています。だから注意が必要です。

◯ 投与速度は？

フィーディングチューブについてよく聞かれるのは、投与速度です。胃に入れるときは、生理的にはボーラス投与がいいので、間欠投与が第一選択と言われています。

空腸のときはボーラスはできません。細い腸に入れるので、一度に入れると腸が張って吐いてしまうことがあるので、空腸のときは持続投与を行うのが一般的です。経腸栄養の場合だとポンプで100mL/時くらいを上限にすることが勧められています。

あと、経口で食べながら経腸も両方したいというときは、10Fr以下のカテーテルを使用します（**図7-27**）。もう少し詳しく知りたかったら、先ほどのガイドライン[2]を見てください。

図7-27. 静脈経腸栄養ガイドライン②

A8.1　胃内に投与する場合は、ボーラス投与法、間歇的投与法、周期的投与法あるいは持続投与法のいずれでもよいが、ボーラス投与法または間歇的投与法が第一選択である。空腸内に投与する場合には持続投与法が望ましい。（一般的に推奨）

・経口摂取を併用する際には10Fr以下のカテーテルを使用。

・十二指腸空腸栄養では、100mL/時程度が上限で、経腸栄養ポンプの使用が望ましい。

（文献2より引用）

⑥イレウスチューブの挿入と管理

どうやって入れる？

次は、長いチューブであるイレウスチューブについてです。イレウスチューブは経腸栄養チューブに似ていて、先端のバルーンが腸管の蠕動で先に送られていくことで、チューブが進んでいきます（図7-28）。胃の中でバルーンを膨らませると幽門を越えて行かないので、通常は、エックス線の透視下か内視鏡下で、幽門を越えたところまでチューブを入れ、留置位置を決定後にバルーンを膨らませます。

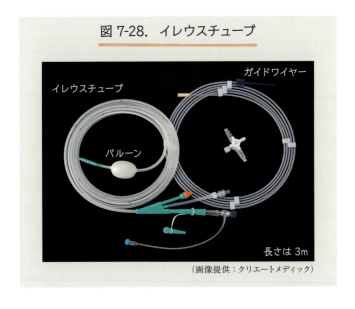

図7-28. イレウスチューブ

イレウスチューブ
ガイドワイヤー
バルーン
長さは3m

（画像提供：クリエートメディック）

○ 管理の注意点

イレウスチューブを留置する目的ですが、たまった腸液を吸い出しながら、バルーンが蠕動で先に送られることで、チューブを閉塞部位まで進ませて、腸管の張りをとることです。

癒着性の腸閉塞は図 7-29 のように、通常なら多少狭くても流れていたところが、消化不良の食事などが原因で通過が滞って腸が張ってしまったことで詰まってしまった状態です。イレウスチューブを狭いところの直前まで進めてたまった液を吸い出すと、元の状態に戻して治すことができるのです。

なので、イレウスチューブの観察ポイントは、たまった腸液がちゃんと排液されているか、排液がないときはチューブが折れていないか・詰まっていないかを確認しないといけません。腸閉塞が治ってくると、排液が便汁色から胆汁の緑色になって、量も少なくなってきます。また、患者さんも排ガスや排便があり、症状からも治ったことがわかります。

図 7-29. 腸閉塞

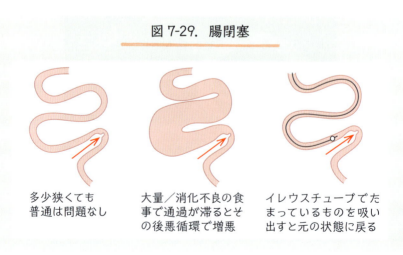

多少狭くても普通は問題なし

大量／消化不良の食事で通過が滞るとその後悪循環で増悪

イレウスチューブでたまっているものを吸い出すと元の状態に戻る

NGチューブとの違いは、チューブが進んでいくために、チューブにたわみができるように固定をしないといけない点です。通常は胃の中でたわみを作りますが、無理なときは鼻のところでたわみを作ります（抜けないように注意しましょう）。そして、エックス線でチューブがちゃんと進んでいるか、バルーンの大きさは問題ないか、こまめに確認しましょう（図7-30）。

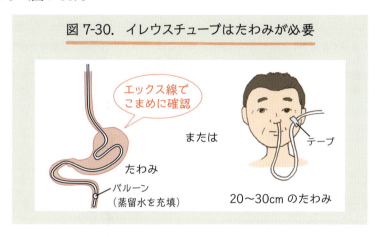

図7-30. イレウスチューブはたわみが必要

⑦ CVポートをマスターする！

◯ どこに留置する？

次に化学療法で良く使うCVポートの話に行きましょう。

ポートに関しては、胸に入れたり腕に入れたりと、いろいろな入れ方があります（図7-31）。

図 7-31．CV ポートの留置位置

上腕ポート	内頸静脈穿刺 胸部ポート	鎖骨下静脈穿刺 胸部ポート
・自分で抜き刺ししにくい ・腕の動き制限 ・採血など簡単	・作成時、やや煩雑 ・カテーテルが折れないように注意 ・採血時、服を脱ぐ必要あり ・身動きは楽	・作成時、気胸の危険性 ・ピンチオフの可能性 ・採血時、服を脱ぐ必要あり ・身動きは楽

　上腕に入れる場合は、採血や穿刺をするときに上着を着たままでいいので楽です。でも、片手しか使えないので自分で抜き刺ししにくいというデメリットもあります。胸だと両手が使えて抜き刺しがしやすく、腕が自由になるので身動きもしやすいですが、上着をまくらないと穿刺・採血ができない欠点があります。

　また、鎖骨下静脈は、最近はピンチオフというのがあって、注意が呼びかけられているので知っておいてもらいたいです。ピンチオフは、また後で出てきますけれども、鎖骨下で CV を入れるとカテーテルが鎖骨と肋骨の間に挟まって切れる合併症です。ちなみに当院は、最近は内頸静脈から入れて皮下のトンネルを通して前胸部にポートを置いています。

○ どうやって留置する？

　基本は中心静脈カテーテルと同じです。実際には手術室や透視室で入

れているので、病棟では見ないと思いますけれども、まず普通のCVカテーテルと同じように穿刺してカテーテルを留置します（図7-32①）。

これを糸で縫って固定したら普通のCVと一緒ですが、ここからどうするかというと、ポートを入れるところの皮膚を切って開けて、ポートを入れるポケットをつくります（②）。

次に、留置してあったカテーテルのしっぽの先をポケットのところに引き出します。これはトンネラーという金属の棒を使います（③）。カテーテルを持ってきたいポケットからこの棒をカテーテルの方向に皮下に差し込んでいきます。そして棒の先に先ほどのカテーテルをくっつけて、棒を引き抜くと、カテーテルのしっぽの先がポケットに出てきます。ポケットに出てきたカテーテルとポートのボタン部分を接続し、ポケットにポートを留置したら完成です（④）。

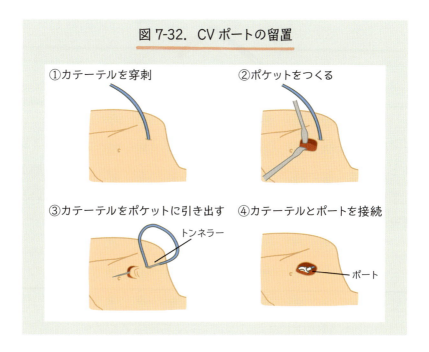

図7-32. CVポートの留置

①カテーテルを穿刺
②ポケットをつくる
③カテーテルをポケットに引き出す　トンネラー
④カテーテルとポートを接続　ポート

ピンチオフに注意！

鎖骨と第1肋骨の間にカテーテルが通るので、その間に挟まってしまうことがあります。挟まったままで腕を動かしていると、どんどんカテーテルが傷んでいってやがて破れたり切れたりする、ということが最近よく言われています。この、挟まった状態のことをピンチオフと言いますので、知っておいてください（図 7-33）。

図 7-33．カテーテルピンチオフ

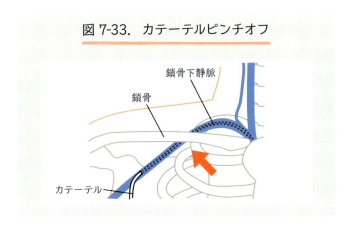

ピンチオフにはグレードがあります（図 7-34）。グレード1だと変形が少しあります。この場合は1～3カ月ごとに写真を撮って、変形が進行していないか確認します。グレード2だとカテーテルを抜かないといけません。

図 7-34. カテーテルピンチオフのグレード

グレード	重症度	推奨する対応策
0	変形なし	何もしない
1	カテーテル内腔の狭窄はないが、変形が認められた	ピンチオフが進行していないか 1〜3 カ月に 1 回胸部X線撮影を行う
2	カテーテル内腔の狭窄があり、変形が認められた	カテーテルの抜去を考慮する
3	カテーテルが破損もしくは離断した	ただちにカテーテルを抜去する

　実際のピンチオフを見てみましょう（図 7-35）。鎖骨と第 1 肋骨の間に挟まれて、カテーテルがつぶれています。これがグレード 1 です。グレード 1 だったら定期的に見ていかないといけません。これがグレード 2 になってカテーテルが損傷すると、造影剤が漏れてしまうといったことが時々起こります。たまにカテーテルが切れて、CT を撮ったら肺のほうに流れていっていたりすることがあるので、注意が必要です。

図 7-35. ピンチオフ：グレード 1

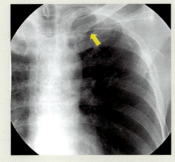
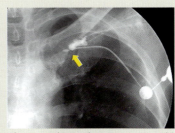

後日、同部位でカテーテルが断裂し、造影剤が漏出

（左：文献 3 より転載、右：文献 4 より転載）

◎CV ポートの合併症
〜感染時は抜去する？　温存トライ？〜

　CV ポートの合併症ですけれども、留置した直後は気胸や出血、感染、神経損傷に気をつけます。長期に関しては、ピンチオフや閉塞、感染、そしてカテーテルの損傷に気をつけます。

　CV ポート感染ですが、外来に来る人は、医師が毎回刺入部を見るわけではないですよね。ですから、患者さんからの訴えは看護師さんのほうが先に聞くかもしれませんね。そのときの見るポイントと対処は次の通りです（図 7-36）。

　まず、埋めたポート周囲に発赤や腫脹、発熱があったらポート自体を抜去しないといけません。ほかに、刺入部に膿がたまっている場合も抜かないといけません。

　もう少し軽めの感染だと、ポートの使用後に発熱するなんてことがあります。こんなときの基本はポートの抜去なのですが、できたらポートを救いたいので、可能なら温存をトライしてみましょう。がんの患者さんとかで、予後や体力を考えると、毎回抜いて入れるのは大変だというケースがあるんですよね。そういった場合は温存にトライしてみるといいと思います。

図 7-36．CV ポート感染時の対応

・ポート周囲に発赤・腫脹、発熱 → 抜去

・使用後に発熱する
・ポートの流れが悪い＋発熱 ┐温存トライ→抜去

アメリカの感染症学会のガイドラインでは、CVポートの感染は「単純性」というものと「複雑性」というものに分けられています（図7-37）[5]。複雑性は何かというと、刺入部（ポートのボタン部分）が感染しているとき、あるいは敗血症とかになっているときのことです。こういった場合は、抜かないといけません。

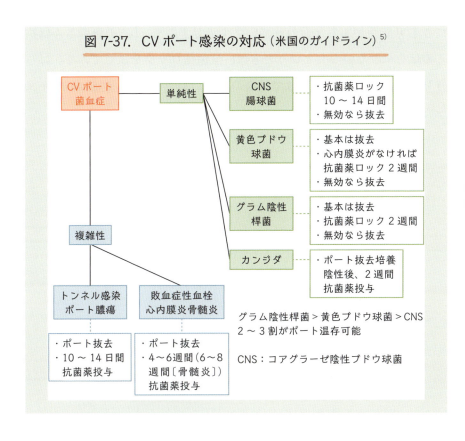

図 7-37. CVポート感染の対応（米国のガイドライン）[5]

　一方単純性のときは、次のように書かれています。まず、菌の種類によって治療方法が変わるとなっています。とはいえ、菌の種類は最初はわかりません。そこで、トンネル感染や敗血症がない、すなわち複雑性

ではないということがわかったら、とりあえず「抗菌薬ロック」というものを一度試してください。いつも採血後には生食でポートをフラッシュしてロックしていると思いますが、これを抗菌薬を含んだ生食で行うのです。これを試している間に培養結果を見ます。培養の結果で判明した感染の原因がカンジダだったらポート抜去に進むしかないのですけど、それ以外の菌だったら、抗菌薬ロックを試すことでポートをレスキューできる可能性があると言われています。ですので、「この患者さんは抜くのはしのびないな」というときは、抗菌薬ロックを試してみる。はっきりと証明されているわけではないですけれども、2〜3割はレスキューできると言われています。

8時間目
今どきの画像の見方

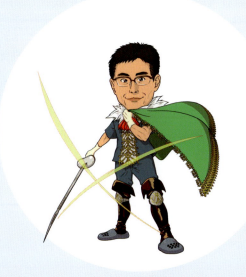

①胸の画像をマスターしよう！
パッと見る3つのポイント

　最後の8時間目は「画像の見方」です。簡単なポイントを知っておくだけで、術後の写真に興味が持てて、患者さんの合併症に早く気づけると思います。ですから、細かい部分は置いておき、今日は大まかな部分を実際の画像を見ながら説明していきます。

ここに注目！　心臓の大きさ

　まずは胸の画像の見方です。術後によく撮る写真ですけれども、何カ所か見るポイントがあります。そのなかの第一のポイントが、「心臓の大きさ」です。術後に胸のエックス線を撮ったら、まずは心臓の大きさを見ましょう。それが1番目です。

　画像で心臓の大きさを見ることから何を読み取ろうとしているかというと、心不全の有無です。教科書的には、「①と②の比を取って50％よりも小さかったら正常」と言っています（**図 8-1**）。でもこういうのは面倒くさいので、とりあえずパッと見たときに、心臓の端が肺の外側の壁についていないかを見ましょう。心臓の端が壁についていたり、直感で大きいなと思ったりしたら、心臓が大きいと考えてよいです。

　心臓が大きいのは心不全の徴候です。ですから、これを見ることで、心不全を早期に発見できます。

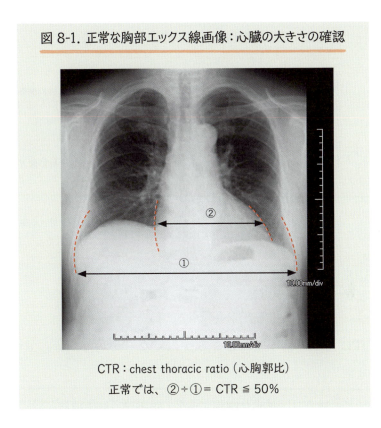

図 8-1. 正常な胸部エックス線画像：心臓の大きさの確認

CTR：chest thoracic ratio（心胸郭比）
正常では、②÷①＝ CTR ≦ 50%

ここに注目！　境界線

　心臓の大きさを見たら、次は「境界線」を見ます。境界線というのは、図 8-2 で示した、横隔膜と肺の境目、心臓と肺の境目、大動脈の境目、そして横隔膜と心臓の境目があります。正常な画像では、これらのラインがしっかり見えます。ですから、2つ目の注目点は境界線がしっかり見えているかどうかです。ここは少し難しいかもしれませんが、後で例を見ながら考えてみましょう。

図 8-2. 正常な胸部エックス線画像：境界線の確認

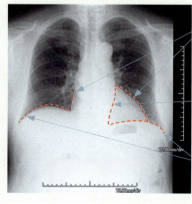

心臓と肺の境界

大動脈と肺の境界

横隔膜と肺・心臓の境界

ここに注目！　黒が白になってる！？

3番目に見るのは「黒いところが白くなっていないか」です（図8-3）。

図 8-3. 正常な胸部エックス線画像：肺の確認

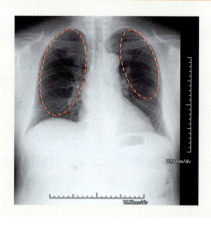

これは皆さんよく見慣れていると思います。肺炎とかは真っ白になっていますよね。肺は空気がいっぱい入っていて、空気はエックス線で映らないので、本来は黒くないといけないのですが、異常があると白く写る。それを見ます。

以上が、胸部エックス線画像でパッと見るところです。

②胸の画像で胃の影を見つけよう！

胸部エックス線画像で次に見るのは、「胃の影」です。少し難しいですが、これがわかると術後の病棟ではかなり患者さんのためになると思います。図8-4の赤線で示したあたりに、少し空気がボワンと写っているのがわかるでしょうか。左の横隔膜の下にキノコみたいなマークがあります。胸のエックス線を撮ったときは医師も研修医も胸を見ることが多いのですが、消化器の病棟にいる者としては、この、キノコのような胃の影にも注目してもらいたいです。これは胃とその中の食物や空気が写る場所で、左の横隔膜の下にポコッとキノコが見えます。

小さいキノコではなく、大きいキノコが写ることがあります。これは胃が張っている状態です。こういうものを発見してほしいです。患者さんの状態が悪いときに胸のエックス線を撮ることがよくあると思いますけれども、そのときに胃が張っているのであれば、それは「吐きそう」という印です。これがわかるとかなり有効で、NGチューブを吐く前に入れられると、誤嚥を防ぐことができたりします。

図 8-4. 正常な胸部エックス線画像：胃の影の確認

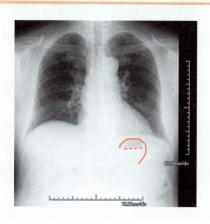

まとめ　胸の画像 4つの注目ポイント

　まとめると、胸のエックス線画像の見方としては、最初に心臓が大きくないかを見ます。これで心不全の有無がわかります。次は少し難しいですけれども、境界線が追えるかどうかを確認します。3つめは肺野が白くなっていないかの確認です。これはわかりやすいですね。最後は少し難しいですけれども、横隔膜のすぐ下のところにキノコが見えないかどうかのチェックです。このチェックによって、胃が張っているサインを見つけることができます。

ケーススタディ① 心臓の大きさ

図 8-5 を見てみましょう。心臓が大きいですよね。パッと見て心臓が大きそうだなと思ったら、それは心不全のサインです。ですから、とりあえず胸のエックス線画像を見たら心臓の大きさを見ましょう。

この人は心不全で酸素化が悪く、血圧が下がって頻呼吸です。繰り返しますが、胸のエックス線画像を見たらまず心臓を見る。「とりあえず心臓が大きいな」と感じたら、それだけでいいです。

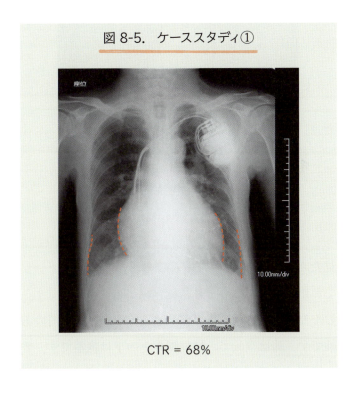

図 8-5. ケーススタディ①

CTR = 68%

ケーススタディ② 境界線

図 8-6 はどういう異常でしょうか？

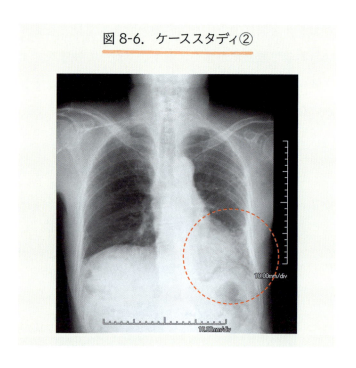

図 8-6．ケーススタディ②

　パッと見たら、「心臓の端はたぶんこのへんなのかな……」という感じで、よくわかりません。つまり、境界線が追えないのです。それが赤い円で示した部分。反対側の境界線は追えますが、赤い円のあたりの境界線は微妙です。肺は空気で、横隔膜やその下は臓器です。普通は空気が黒く写り臓器の水分は白く写るのでコントラストが見えるのですが、

この画像ではコントラストが見えません。

　ということは、本来は空気があるべき肺の下のほうに水分がたまっているのです。おそらくこれは、痰がたまった肺炎の状態でしょう。さらによーく白い所を見てみると、ぶつぶつやまだら模様に見えると思います。肺の中の空気の部分と痰がたまった部分がまだらに写っているのですね。

　おさらいしますと、最初は心臓が大きいかどうかを見ました。次に、境界線が追えるかを見ました。境界線が追えないときは、空気ではない何かがそこにあるという意味になります。本当は空気があるところに痰とか水がたまっているので、肺炎の状態です。肺炎になると境界線がなくなってしまうのです。

　何度も言いますが、胸のエックス線画像をパッと見たら、心臓が大きくないかどうかを見て、次に境界線が追えるかどうかを見ます。

ケーススタディ③　黒が白になってる！？

　次の画像を見てみましょう（図8-7）。胸の画像では心臓や横隔膜などがある下のほうにばかり目が行きがちですが、この画像の場合、赤で丸く囲んだ肺の上のほうが真っ白です。黒くあるべき場所が白いのです。心臓は大きくないし、境界線は全部追えますが、黒のはずの場所が白くなっている。よって、何らかの異常があります。

　これは肺炎の画像で、肺炎の治療をする前の様子です。本当は黒いところ、すなわち空気のところが、痰とか水がたまった結果、白く写っています。これもよく見ると、白いまだらになっていますね。

図 8-7. ケーススタディ③

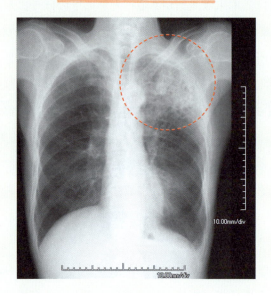

ケーススタディ④　黒が白になってる！？

　次のエックス線画像を見てみましょう（**図 8-8 左**）。パッと見て心臓が大きいかどうかを見ます。この人は心臓が大きそうですね。心不全の疑いありです。次に境界線を見ます。すると、体の左側の境界線は一応追うことができますが、赤い円で示した体の右側の境界線は追うことができません。ここは本来は肺の空気があって黒く写るべき場所でした。ところが水がたまったから白く写って、境界線が見えなくなったのです。ということは、この人の場合も肺に何かがたまっている状態です。

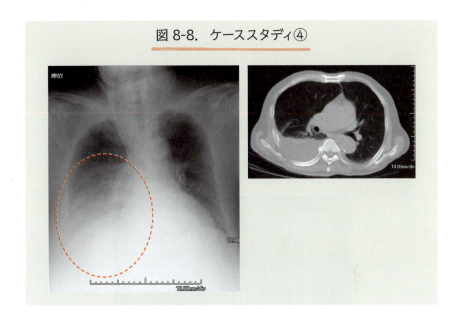

図 8-8. ケーススタディ④

　よーく見ると、先程のまだらとは違って、均一な白色をしていると思います。これは、胸水がたまっているのですね。肺の中だと、空気と痰はまだらになりますが、肺の周りの胸水だと水が均一にたまっているので、まだらにならないのですね。肺炎と胸水を見分けるのは難しいですが、肺炎の場合はまだらに白っぽい感じになり、胸水の場合はべたーっと白くなります。CTで見ると違いがわかりやすいです。胸水では、**図8-8右**のように背側が均一に白く写ります。

　どちらも、もともと肺の空気があるところに水がたまっているという異常です。ですからこのエックス線画像を見たときは、まず「右側の肺が変だ」ということがわかればいいです。胸水か肺炎かはなかなか難しいので、余裕があれば、区別ができると良いですね。いずれにしても呼吸の状態が悪かったりする場合、原因はこれだねということがわかります。

ケーススタディ⑤　胃の影

次の異常を探してみましょう（図8-9）。

図8-9．ケーススタディ⑤

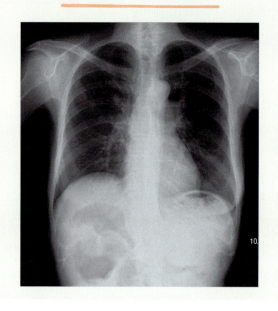

　パッと見たら心臓は大きくないです。境界を見てみると、ラインを追うことができます。肺野に白く写っている部分はないので、異常はないです。最後に、横隔膜の下を見ます。この画像では、キノコがありますね。これは胃が張っている証拠です。この人はこの先、吐くかもしれません。ということで、寝たきりで嘔吐物を誤嚥しそうな人だと、吐く前にNGチューブを入れたほうがいいです。横隔膜の下のキノコからはそういうことが考えられるのです。ちなみに、若い人で吐きそうになった

ら起きてよけられるような人なら、別にNGチューブを前もって入れなくても良いかもしれません。

　先ほどの画像を拡大したらこういう感じです（**図8-10**）。横隔膜の下にキノコみたいなものがありますね。これが胃の張りを示しています。

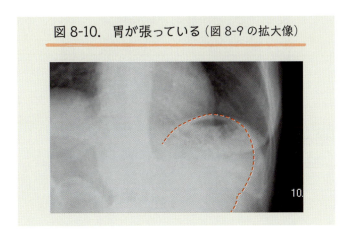

図8-10．胃が張っている（図8-9の拡大像）

ケーススタディ⑥　境界線&胃の影

　次の画像に行きます（**図8-11**）。心臓はそれほど大きくなくて、肺野もそれほど問題ないです。でも、右の肺と横隔膜の間あたりが何か変です。これは横隔膜の下に空気が入っているときの画像で、フリーエアーと言って、消化管穿孔があることを示しています。もし救急外来でこういう人が来たら緊急手術になります。なおかつこの人の場合、横隔膜の下にキノコがあるので、胃が張っていることがわかります。胃が張っているので、吐くかもしれないという注意が必要です。

図 8-11. ケーススタディ⑥

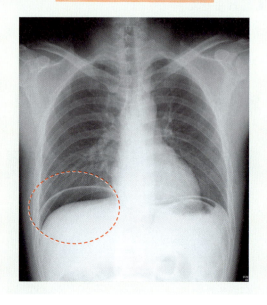

　CTを撮ると**図8-12**のような感じです。エアーが漏れていることがわかります。CTのほうがフリーエアーはよくわかります。最近はすぐにCTを撮るところも多いので、救急外来にこういう人が来ると緊急手術になります。

　もう一度おさらいしますと、とりあえず「心臓が大きくないか」を見ることが重要です。心臓が大きいかどうかはパッと見てわかるので、それで心不全かどうかわかります。余裕があったら境界線を追って、そして肺野が白くなっていないかを見てください。消化器外科にいる看護師としては、胃が張っていないかどうかを見てください。横隔膜の下にキノコみたいなものがあるかどうかで、胃の張りを見つけることができます。

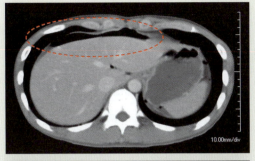

図 8-12. ケーススタディ⑥ の CT 画像

③おなかの画像をマスターしよう！
～「何もない」はおなかが正常なサイン～

次はおなかに行きます。おなかはなかなか難しいです。図 8-13 は正常なおなかの写真ですけれども、これを見ると何も見えないですね。正常なときは何もわかりません。どこかに空気があるとかがあまりわからないのが正常なときです。術後の腸閉塞とかイレウスになると、空気がある場所などがわかるようになります。

図 8-13．正常な腹部エックス線画像

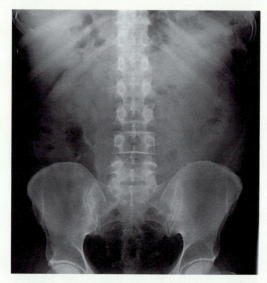

・ところどころに空気の像が見える
・腸管はあまりわからない

④おなかの異常：大腸・小腸

　図 8-14 上は大腸が張っているときの画像です。先ほどの画像では何も写っていなかったおなかの部分に、大腸が現れました。大腸はおなかの中をぐるっと回っているので、こういうふうに写ります。

　図 8-14 下は小腸が張っているときの画像です。大腸の異常時と同じように、何もなかったおなかの部分に小腸が現れました。小腸は階段状に並んで見えるので、こういうふうに見えます。

図 8-14. 大腸（上）・小腸（下）の位置とかたち

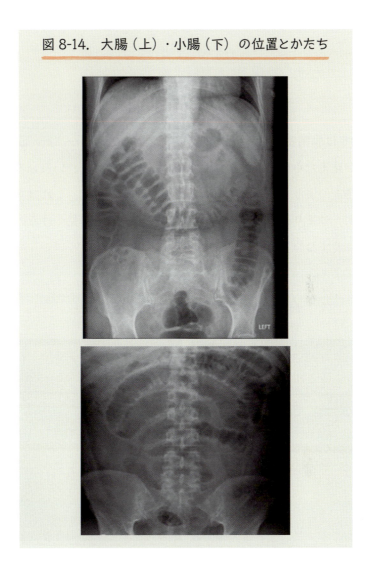

　大腸のひだを「ハウストラ」と言い、小腸のひだを「ケルクリング」と言います。これらが見えるようになったら、大腸あるいは小腸が張っていると考えるといいです。

⑤おなかの異常：腸閉塞

　図 8-15 は腸閉塞のときの写真ですけれども、ニボー（niveau；液面形成）が見えたら腸閉塞だとわかります。よく見ると、いろいろなところに糸巻きのようなくるくるっとしたものがあります。これはケルクリングです。つまり、小腸が張っているのです。でも、見つけるのはやはり難しいですね。

図 8-15．腸閉塞のエックス線画像

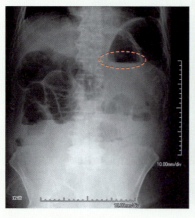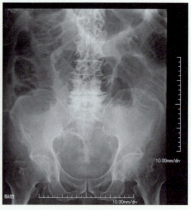

　おさらいしましょう。おなかは正常のときは何も見えません。小腸と大腸は張ると画像に現れてくる。両者の形の違いはわかるといいですね。あと、ニボーが見えたら腸閉塞です。

　図 8-15 のエックス線画像からは至る所で小腸が張っていることが読

み取れました。そこでCTを撮ると、図8-16のような感じ。これはこのあと吐くかもしれませんので、注意が必要です。

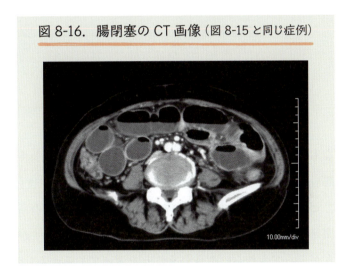

図8-16. 腸閉塞のCT画像（図8-15と同じ症例）

○ 腸閉塞とイレウスは病態も治療法も異なる

あまり区別されずに言葉が使われていますが、腸閉塞とイレウスは意味が違います。癒着とかバンドとか腫瘍とかで物理的に詰まったものを腸閉塞と言います。腹膜炎とか重症感染症とかで全身状態が悪くて、何となく腸管がだらーんとしているものをイレウスと言います（図8-17）。最近はこの2つの言葉の使い分けをきちんとしましょうと言われだして、ガイドラインなどにも書かれるようになっています。今後はきちんと使われるようになると思うので、正しい言葉を知っておきましょう。

> **図 8-17. 腸閉塞とイレウスの違い**
>
> ◆ **腸閉塞** = bowel obstruction
> 　癒着やバンド、腫瘍などで、物理的に腸管の流れ
> 　が詰まったもの
> ◆ **イレウス=麻痺性イレウス**
> 　腹膜炎の術後、重症感染症、全身状態不良などで
> 　腸管の動きが回復せずに止まっている状態

　物理的なもので詰まっているときは腸閉塞、術後に何となくだらーっと動きが悪いときはイレウスですので、「癒着性のイレウス」「絞扼性のイレウス」という言い方は本当は間違いです。癒着や絞扼の原因があるものは腸閉塞です。イレウスは麻痺性です。少し難しいですが、今後新しく若い人が入ってきたら、こういうことを習ってくるかもしれません。

　本当の腸閉塞のときは減圧して、NG チューブやイレウスチューブを入れて治さないといけません（図 8-18）。

> **図 8-18. 腸閉塞の治療**
>
> 救急外来で腹痛、腸が拡張しています
> 　→腸閉塞（癒着とか腫瘍とかが原因）
> ↓
> ・減圧して保存治療
> 　（NG チューブ or イレウスチューブ）
> ・手術で解除

麻痺性のイレウスのときは、炎症などでおなかがだらーんとしているので、炎症を治す治療をします。なのでイレウスチューブなどによる減圧は治療にはなりません。吐きそうだったら胃の減圧を考えます（図8-19）。

図8-19．イレウスの治療

術後合併症が起きて、なかなかおなかが動かない
→ 麻痺性イレウス
　炎症など何か原因があるはず

↓

・炎症などの原因治療が最優先
・減圧は治療にはならない
　（イレウスチューブは無意味）
　（嘔吐しそうなら胃の減圧をする）

ケーススタディ⑦ 腸の張りを見つける

　先ほど、胃が張ってキノコが見えている写真を見ました（p.238 図8-9）。実はあれは、立っている状態で撮った写真です。じゃあ、寝ているときに撮るとどうなるかというと、図8-20です。寝ているときの胃はこういうふうになっていて、これは胃が張っている証拠です。
　図8-20では、腸の模様も見えています。下の赤い円で示したあたり

に小腸の模様が見えるのがわかるでしょうか。普通は腸の模様は見えないので、腸の模様が見えるというのは、やはり腸の動きが悪い証拠かなと思います。胃が張っていそうで腸の動きが悪そうなので、まだ術後の悪い状態だなということがわかります。この人がもし、吐いてもよけられずに誤嚥の恐れがあるようなら、NG チューブを入れます。

図 8-20. ケーススタディ⑦

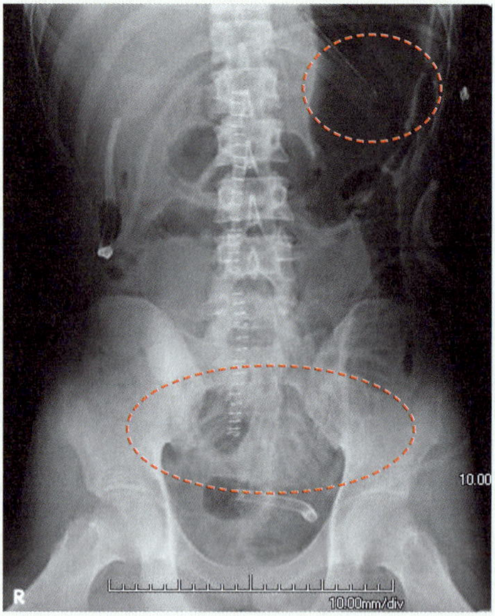

 ケーススタディ⑧ 異常はいくつある？

最後の画像です（図 8-21）。

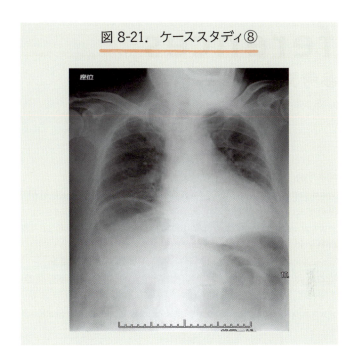

図 8-21. ケーススタディ⑧

　図 8-21 をパッと見てもらったら、心臓が大きいことがわかります。フリーエアーがあって、境界はぼんやりとしています。胃は張っているかというと、キノコはないので張っていないようです。でも代わりに腸が写っています。この人は腸が張っているようです。胃と腸の張りを見つけるのはなかなか難しいですが、腸はこういうふうに模様が何個かあります。胃の場合は横隔膜の下のキノコです。それをチェックしてもらったらいいと思います。ですので図 8-21 は、フリーエアーがあって、胃は張っていないけれども、腸が張っているような感じです。

　最後にもう一度ポイントを挙げておくと、とりあえず心臓がわかればいいと思います。あとは胃が張っているかどうかわかればいいです。

　以上です。お疲れさまでした。

References
引用・参考文献

1 時間目
1) 日本循環器学会．禁煙ガイドライン（2010 年改訂版）．2010, 85p.
   http://www.j-circ.or.jp/guideline/pdf/JCS2010murohara.h.pdf [2018 年 11 月閲覧]
2) 日本麻酔科学会．周術期禁煙ガイドライン（2015 年）．2015, 23p.
   http://www.anesth.or.jp/guide/pdf/20150409-1guidelin.pdf [2018 年 11 月閲覧]
3) 日本麻酔科学会．禁煙啓発ポスター（医療従事者向け）．2015.
   http://www.anesth.or.jp/guide/pdf/kinen-p-1.pdf [2018 年 11 月閲覧]
4) 日本呼吸器学会．非燃焼・加熱式タバコや電子タバコに関する日本呼吸器学会の見解．2017.
   http://www.jrs.or.jp/uploads/uploads/files/citizen/hikanetsu_kenkaiR.pdf [2018 年 11 月閲覧]
5) 吉本尚．"アルコール多飲，依存症で気をつけることは？"内科の視点で診る：手術前後の入院患者管理．レジデントノート増刊．東京，羊土社，2016, 224.

2 時間目
1) Fleisher LA, et al. ACC/AHA 2007 guidelines on perioperative cardiovascular evaluation and care for noncardiac surgery: a report of the American College of Cardiology/American Heart Association Task Force on Practice Guidelines (Writing Committee to Revise the 2002 Guidelines on Perioperative Cardiovascular Evaluation for Noncardiac Surgery): developed in collaboration with the American Society of Echocardiography, American Society of Nuclear Cardiology, Heart Rhythm Society, Society of Cardiovascular Anesthesiologists, Society for Cardiovascular Angiography and Interventions, Society for Vascular Medicine and Biology, and Society for Vascular Surgery. Circulation. 116, 2007, e418-99.
2) 厚生労働省．"生活活動のメッツ表"．運動基準・運動指針の改定に関する検討会 報告書．2013.
3) Lee TH, et al. Derivation and prospective validation of a simple index for prediction of cardiac risk of major noncardiac surgery. Circulation. 100, 1999, 1043-9.
4) 日本循環器学会．心房細動治療（薬物）ガイドライン（2013 年改訂版）．2013.
   http://www.j-circ.or.jp/guideline/pdf/JCS2013_inoue_h.pdf [2018 年 11 月閲覧]

5) Douketis JD, et al; BRIDGE Investigators. Perioperative Bridging Anticoagulation in Patients with Atrial Fibrillation. N Engl J Med. 373(9), 2015, 823-33.
6) Katsura M, et al. Preoperative inspiratory muscle training for postoperative pulmonary complications in adults undergoing cardiac and major abdominal surgery. Cochrane Database Syst Rev. (10), 2015, CD010356.

3時間目
1) 日本腎臓病学会．エビデンスに基づくCKD診療ガイドライン2018．東京, 東京医学社, 2018, 160p.
2) 日本肝癌研究会編．"臨床検査所見：肝障害度"．臨床・病理原発性肝癌取扱い規約第6版．東京，金原出版，2015．15．
3) 日本医学放射線学会．ヨード造影剤（尿路・血管用）とビグアナイド系糖尿病薬との併用注意について：ビグアナイド系糖尿病薬ポスター1枚版．2018年12月．
http://www.radiology.jp/content/files/20181219_poster01.pdf [2019年1月閲覧]
4) 日本循環器学会．肺血栓塞栓症および深部静脈血栓症の診断、治療、予防に関するガイドライン（2017年改訂版）．2018.
http://www.j-circ.or.jp/guideline/pdf/JCS2017_ito_h.pdf [2018年11月閲覧]

4時間目
1) Young P, et al; HEAT Investigators. Acetaminophen for Fever in Critically Ill Patients with Suspected Infection. N Engl J Med. 373(23), 2015, 2015, 2215-24.
2) 畑啓昭編．研修医のための見える・わかる外科手術．東京，羊土社，2015, 367p.

5時間目
1) Palmer PP, Miller RD. Current and developing methods of patient-controlled analgesia. Anesthesiol Clin. 28(4), 2010, 587-99.
2) 日本緩和医療学会編．がん疼痛の薬物療法に関するガイドライン（2014年版）．東京，金原出版，2014, 342p.

6時間目
1) 日本化学療法学会／日本外科感染症学会編．術後感染予防抗菌薬適正使用のための実践ガイドライン．61p.
http://www.chemotherapy.or.jp/guideline/jyutsugo_shiyou_jissen.pdf [2018年11月閲覧]
2) Alexander JW, et al. Updated recommendations for control of surgical site infections. Ann Surg. 253(6), 2011, 1082-93.
3) Berrios-Torres SI, et al; Healthcare Infection Control Practices Advisory Committee. Centers for Disease Control and Prevention Guideline for the Prevention of Surgical

4) World Health Organization. Global guidelines on the prevention of surgical site infection. 2016, 184p.
http://www.who.int/gpsc/ssi-prevention-guidelines/en/ [2018 年 11 月閲覧]
5) O'Grady NP, et al; Healthcare Infection Control Practices Advisory Committee (HICPAC). Guidelines for the prevention of intravascular catheter-related infections. Clin Infect Dis. 52(9), 2011, e162-93.
6) Mermel LA, et al. Clinical practice guidelines for the diagnosis and management of intravascular catheter-related infection: 2009 Update by the Infectious Diseases Society of America. Clin Infect Dis. 49(1), 2009, 1-45.
7) FLOW Investigators, et al. A Trial of Wound Irrigation in the Initial Management of Open Fracture Wounds. N Engl J Med. 373(27), 2015, 2629-41.

7 時間目

1) 向所賢一ほか. 重症急性膵炎の一例. 滋賀医科大学病理学講座分子診断病理学部門：公立甲賀病院 CPC 症例一覧. 2005. 2.
https://shiga-med-patho1.sakura.ne.jp/main/?p=1180 [2018 年 11 月閲覧]
2) 日本静脈経腸栄養学会編. 静脈経腸栄養ガイドライン. 東京, 照林社, 2013, 488p.
http://minds4.jcqhc.or.jp/minds/PEN/Parenteral_and_Enteral_Nutrition.pdf [2018 年 11 月閲覧]
3) 安井久晃. "中心静脈カテーテル挿入・ポート造設の実際, 管理, 合併症とその対策". 大腸がん標準化学療法の実際. 改訂第 2 版増補. 島田安博編. 東京, 金原出版, 2009, 21-32.
4) 安井久晃. 外来化学療法と副作用対策：外来化学療法としての持続静注療法と中心静脈ポート管理について. 腫瘍内科. 1(3), 2007, 248-54.
5) Mermel LA, et al. Clinical practice guidelines for the diagnosis and management of intravascular catheter-related infection: 2009 Update by the Infectious Diseases Society of America. Clin Infect Dis. 49(1), 2009, 1-45.

Index
索引

欧文

βブロッカー	30
ACE 阻害薬	28
Active Cardiac Condition	20
ALT	135
Amp-C 過剰産生菌	165
ARB	28
AST	135
Child-Pugh 分類	71
CKD	62
COPD	47
CRE	167
CRP	107
CTR	229
CV ポート	219, 224
DVT	86, 122
ESBL 産生菌	163
HbA1c	74
ICG 検査	70
IV + PCA	141
MDRP	167
METs	21
MRSA	161
NG チューブ	210
NPWT	185
NSAIDs	53, 63, 145
PHS	61
RCRI インデックス	26
VINDICATE	117

あ行

アスピリン喘息	53
アセトアミノフェン	145
アルコール	174
——離脱症	12
アレルギー薬	83
胃癌術後	205
胃切除術	91
イソジン焼け	172
1 秒率	48
1 秒量	48
胃の影	231, 238
胃の縫合不全	195
イレウス	245
——チューブ	217
飲酒のリスク	10
エンテロコッカス	161
エンテロバクター	165
おしるし	204
オピオイド	142

か行

開腹手術	92
カリウム	64
カルシウム不足	79
カルシウムブロッカー	30
間欠投与	143
肝酵素	134
カンジダ	161
肝障害度の分類	69
肝臓の術後	207
肝臓のリスク	68
喫煙のリスク	5
偽膜性腸炎	122
凝固因子	32

胸水	237
禁煙	5
グラム陽性球菌	152
クレアチニンクリアランス	62
クロストリジオイデス・ディフィシル	169
クロルヘキシジン	170
経腸栄養チューブ	213
血圧	27
血液サラサラ薬	31, 45, 58
血小板	34
――数	72
血糖コントロール	72
解毒剤	163
解熱	127
――鎮痛薬	128
嫌気性菌	152
コアグラ	194
降圧薬	28
抗凝固薬	33, 58
抗菌薬	67, 153
――ロック	226
抗血小板薬	36, 58
甲状腺機能亢進症	77
甲状腺機能低下症	78
甲状腺クリーゼ	78
硬膜外麻酔	140
呼吸回数異常の原因	126
呼吸機能検査	48
呼吸訓練	52
呼吸数（異常な経過）	116

さ行

サイトカイン	99
サチュレーション	117
酸化マグネシウム	66
持続陰圧吸引療法	186
自動縫合器	94
しゃっくり	120

シュードモナス	161
手術の経過	101
手術部位感染	150
出血	194
術後回復液	65
消化管穿孔	239
常在細菌	151
消毒薬	170
――の特徴	176
静脈血栓症	122
食道亜全摘	96
女性ホルモン薬	84
心胸郭比	229
心臓の大きさ	228
心臓のリスク	18
腎臓のリスク	62
深部静脈血栓症	86, 122
心不全	124
膵液漏	197
膵炎	198
膵頭十二指腸切除後	208
ステロイド	80
ステント	42
生活習慣リスク	4
正常なバイタル	97, 109
脊髄くも膜下麻酔	140
接触予防策	163
喘息	52
造影剤	53, 64, 75
創感染	119, 183
創の汚染度による分類	160

た行

体温（異常な経過）	109
耐性菌	163
大腸の術後	206
大腸縫合不全	196
胆汁	199

胆汁漏	200	白血球	107, 112
腸球菌	161	発熱の原因	121
腸の張り	247	非オピオイド	143
腸閉塞	218, 244	ビグアナイド系薬	75
低酸素	126	肥満のリスク	14
剃毛	86	頻呼吸	116
テタニー	79	ピンチオフ	222
てんかん	59	頻脈の原因	125
電子タバコ	9	フィーディングチューブ	213
疼痛	63, 138	フェニトイン	60
糖尿病のリスク	72	フェンタニル	142
ドレーン刺入部の管理	181	腹腔鏡手術	92
ドレーンの種類	188	副甲状腺	79
ドレーンの留置場所	190	副腎皮質ホルモン	80
ドレーン排液（異常）	194	浮腫	104
ドレーン排液（正常）	192	ブドウ球菌	152
ドレッシング材交換	179	フリーエアー	239
		プロスタグランジン	129, 145

な行

内分泌のリスク	77	ヘパリン	38, 46
ニボー	244	ヘモグロビン	130
乳び腹水	203	ポビドンヨード	170

ま行

慢性腎臓病	62
脈拍（異常な経過）	116
メタロベータラクタマーゼ産生菌	166
モルヒネ	142

尿の色	106		
尿閉	123		
尿量（異常な経過）	114		
尿量（正常な経過）	103		
熱型（正常な経過）	102		
捻挫	99		
脳梗塞	58		
脳のリスク	58		
ノロウイルス	169		

や行

薬剤熱	121
薬剤溶出性ステント	42, 44
幽門側胃切除術	90
輸液	64

は行

パーキンソン病	61
肺炎	235
肺塞栓	86
バイタルサイン	97
肺のリスク	47

ら行

利尿期	105, 115
利尿薬	30
緑膿菌	161

講義を終えて〜take-home message〜

　手術そのものが、術後経過に影響を与えるのはもちろんです。下手な手術だと患者さんの合併症が増えて、申し訳ありませんね。ですが、手術をどれだけ完璧に注意したつもりでも、合併症はゼロにはなりません。
　ですから、

術前・術後ケアの3つのポイント

◆「気づいて対策をしておけばよかった……」という反省がないように、術前には万全の準備を行うこと。
◆術後は、細かなことまで予想して気を配って予防策をとること。
◆そして、もし合併症が起きたときでも、「何か変だなぁと思ってたら……やっぱり！」となる前に異常を早めに察知できること。

　これらを心掛けて下さい。
　基本的なことですが、日々徹底し続けることができれば、必ず少なくない患者さんが救われるはずです。

● 著者紹介

畑　啓昭（はた　ひろあき）

国立病院機構 京都医療センター 外科・感染制御部
専門：上部消化管外科、腹腔鏡・ロボット手術、外科感染症

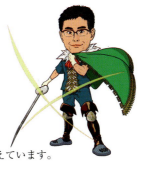

腹腔鏡やロボットで上部消化管の手術を行いながら、
院内の感染症に関連したことも担当しています。
また、エビデンスに基づいた術前術後の管理・外科診療を
広めていけるように教育に関することにも力を入れたいと考えています。

2000 年　京都大学医学部卒、国立京都病院 総合内科・救急科・小児科
2001 年　国立京都病院 外科
2003 年　国立がんセンター中央病院 レジデント
2005 年　国立病院機構京都医療センター 救急科・外科
2007 年　国立病院機構京都医療センター 外科・感染制御部
2008 年　同・臨床研究センター研究員併任

* 学会資格等

京都大学 医学博士
日本外科学会 外科専門医・指導医
日本消化器外科学会 消化器外科専門医・指導医・消化器がん外科治療認定医
日本内視鏡外科学会 内視鏡外科技術認定医・評議員
日本食道学会 食道科認定医
日本がん治療認定医機構 がん治療認定医
ICD（インフェクションコントロールドクター）
日本外科感染症学会 周術期感染管理認定医・教育医・評議員・教育委員会委員長・編集委
　員会委員
日本感染症学会 評議員・臨床研究促進委員会委員
日本化学療法学会 評議員・抗菌化学療法認定医制度審議委員会委員・国際渉外委員会委員
日本化学療法学会・日本感染症学会 AMR 合同委員会委員

Journal of Infection and Chemotherapy, Senior Editor
『レジデントノート』（羊土社）編集委員
『消化器ナーシング』（メディカ出版）編集同人

* 編著書

『研修医のための見える・わかる外科手術』羊土社、2015（編著）
『レジデントノート増刊：外科の基本―手術前後の患者さんを診る』羊土社、2013（編著）
『原則から処方の具体例までわかる輸液のコツとポイント』文光堂、2012（編著）

メディカのセミナー濃縮ライブシリーズ
Dr. 畑のビュンビュン身につく！
術前・術後の観察ポイント

2019年4月5日発行　第1版第1刷
2021年9月10日発行　第1版第2刷

著　者　畑　啓昭（はた　ひろあき）
発行者　長谷川　翔
発行所　株式会社メディカ出版
　　　　〒532-8588
　　　　大阪市淀川区宮原3-4-30
　　　　ニッセイ新大阪ビル16F
　　　　https://www.medica.co.jp/
編集担当　鳥嶋裕子／石上純子
編集協力　creative studio ウィルベリーズ
装　幀　市川　竜
カバーイラスト　小玉高弘
本文イラスト　渡辺恵美
組　版　株式会社明昌堂
印刷・製本　株式会社シナノ パブリッシング プレス

©Hiroaki HATA, 2019

本書の複製権・翻訳権・翻案権・上映権・譲渡権・公衆送信権（送信可能化権を含む）は、（株）メディカ出版が保有します。

ISBN978-4-8404-6877-0　　Printed and bound in Japan

当社出版物に関する各種お問い合わせ先（受付時間：平日9：00～17：00）
●編集内容については、編集局 06-6398-5048
●ご注文・不良品（乱丁・落丁）については、お客様センター 0120-276-591